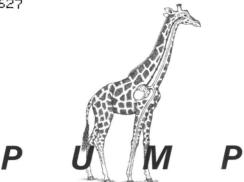

P U M P

A Natural History of the Heart

疯 狂 的 心 脏

（Bill Schutt）
[美] 比尔·舒特 —— 著

（Patricia J. Wynne）
[美] 帕特里夏·J.温 —— 绘

吴勐 —— 译

李清晨 —— 审校

中信出版集团 | 北京

图书在版编目（CIP）数据

疯狂的心脏 /（美）比尔·舒特著；（美）帕特里夏·
J. 温绘；吴勐译 . —北京：中信出版社，2022.9
书名原文：Pump：a natural history of the
heart
ISBN 978–7–5217–4563–4

I.①疯…　II.①比…　②帕…　③吴…　III.①心脏－
普及读物　IV.①R322.1–49

中国版本图书馆 CIP 数据核字（2022）第 124866 号

Pump: a natural history of the heart by Bill Schutt
Copyright © 2021 by Bill Schutt
Illustrations © 2021 by Patricia J. Wynne
Published by arrangement with MacKenzie Wolf, through The Grayhawk Agency, Ltd.
Simplified Chinese translation copyright © 2022 by CITIC Press Corporation
ALL RIGHTS RESERVED

疯狂的心脏
著者：　　　［美］比尔·舒特
绘者：　　　［美］帕特里夏·J. 温
译者：　　　吴勐
出版发行：中信出版集团股份有限公司
　　　　　（北京市朝阳区惠新东街甲 4 号富盛大厦 2 座　邮编　100029）
承印者：　　宝蕾元仁浩（天津）印刷有限公司

开本：880mm×1230mm 1/32　　印张：9.25　　字数：151 千字
版次：2022 年 9 月第 1 版　　印次：2022 年 9 月第 1 次印刷
京权图字：01–2022–4403　　　书号：ISBN 978–7–5217–4563–4
定价：59.00 元

心是不能伤的，它们小小的、黏黏的。

——杰夫·海斯克尔

邻居提醒我："等到它停止跳动，再担心你的心脏也不迟。"

——威廉·斯特伦克、E.B.怀特，《风格的要素》

心（heart，名词）：

1. 一种由肌肉组成的中空器官，通过节律性收缩和舒张，将血液泵送至循环系统。脊椎动物的心可能有多达四个腔室（就像人类一样）：两个心房和两个心室。
2. 用来指一个人的性格，或通常被认为是一个人的感觉或情绪来源的身体位置。
3. 蔬菜坚硬的中心部分，尤指有很多叶子的蔬菜。
4. 勇气、决心或希望。
5. 一种由顶部两个相邻的半圆和底部的 V 形组成的形状，通常是粉红色或红色的，被用来表示爱。
6. 红心：扑克牌的四种花色之一，用一颗红心的形状示意。
7. 中心或最重要的部分。

目录

小城镇，大心脏

生命中大多数事物都是惊喜。

——莉琦·李

2014年4月中旬，在加拿大纽芬兰的鳟鱼河镇，一位眼尖的村民望向圣劳伦斯湾，结果发现了一个非同寻常的东西。这个东西一开始只是地平线上的一个小点，随后越来越大，等到这个庞然大物被冲上岸的时候，各大媒体都闻讯赶来。和媒体一起"赶来"的还有一股极其恶心的恶臭。有人形容说，这股味道就像"难闻的香水味混合着腐肉的臭味"。这话不假，这个东西拥有的腐肉可是多得前所未有，大概有100吨吧。

顷刻间，口耳相传的消息就变成了轰动的新闻头条，这个小渔村立马就被蜂拥而至的记者和看热闹的群众挤满了。当地人茶余饭后的话题也从最初的迷惑、恶心变成了对健康的担忧、失去收入来源的可能性，甚至是可怕的爆炸威胁。更甚的是，人们发现，几乎一模一样的事情在纽芬兰的另一个小镇洛基港也刚刚上演。

加拿大的冬天一向寒冷，但2014年的严冬是人们记忆里最为刺骨的。几十年来，五大湖区第一次全部冻结，圣劳伦斯湾（五大湖进入大西洋的入海口）积累了厚厚的冰层。强风和洋流给卡伯特海峡也带去了海冰，在海湾流入大洋最宽的通道处造成了"交通堵塞"。而对鳟鱼河镇和洛基港的居民来说，光对付冬天的严寒天气还远远不够，镇子大约200英里（约322千米）以

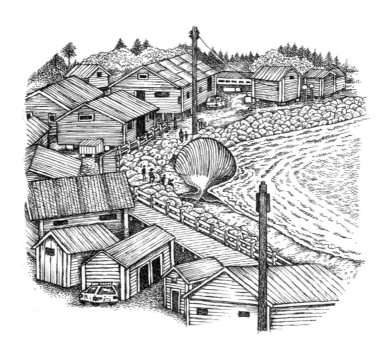

南的地方才是真正令人绝望的"战场"——正是卡伯特海峡①。

在深冬和早春这段时间，蓝鲸（*Balaenoptera musculus*）通常会离开大西洋，游入圣劳伦斯湾，捕食一种小型甲壳动物——磷虾。蓝鲸是人们目前已知的、在地球上存在过的体型最大的动物，②一头蓝鲸可以长到100英尺（30.48米）长，重达163吨，相当于20头雄性非洲象或者1 600个中等身材的成年人。不过，虽然它们体型如此巨大，人们却直到1864年才开始捕猎蓝鲸，收获富含油脂的鲸脂。这是因为它们的游速很快，可达每小时31英里（约50千米），而且在死亡后常常沉入海底。捕鲸人喜欢三种露脊鲸，这三种露脊鲸体内的鲸脂含量最高，而且它们死后会漂在水面上，因此它们才是捕鲸人眼中"正确的鲸"，拿着鱼叉就得捕杀这样的鲸。后来，人们发明了鱼叉炮，并把这种新发明装配在了速度更快的蒸汽捕鲸船上，这对蓝鲸种群来说堪称灭顶之灾。1866—1978年有超过38万头蓝鲸被捕杀。[1]如今，大多数国家都立法禁止了捕鲸行为，但蓝鲸死后就沉入海底的特性除了困扰着过去的捕鲸人，对想要研究蓝鲸身体结构的动物学家来说，也是非常不便的。

2014年3月，加拿大皇家安大略博物馆的马克·恩斯特龙接

① 卡伯特海峡（Cabot Strait）地处加拿大新斯科舍省和纽芬兰岛之间，是国际上重要的通商航道，以意大利航海家乔瓦尼·卡博托（Giovanni Caboto）的名字命名。卡博托于1497年探索了北美洲的海岸线。后来，在英语世界人们称他为约翰·卡伯特（John Cabot），以这个名字命名他具有开创意义的壮举。
② 地球上最大的生物是一种巨型真菌奥氏蜜环菌（*Armillaria ostoyae*），生活在美国俄勒冈州，覆盖了将近4平方英里（约10.4平方千米）的面积。

到了好友洛伊丝·哈伍德打来的电话。恩斯特龙是博物馆的高管、展品及科研部门副部长，哈伍德则是加拿大渔业和海洋部（DFO）的官员。她问恩斯特龙有没有听说9头栖息在卡伯特海峡的蓝鲸死了。她进一步说道，这几头蓝鲸似乎没能逃脱海上一片巨大浮冰的追击，被困住了，没活下来。这个损失非常惨重，尤其是考虑到这个物种已经命悬一线了——失去9头蓝鲸意味着北大西洋的蓝鲸种群一下子减少了3%~5%的个体。

哈伍德知道恩斯特龙一直想搜集加拿大海域的每一种鲸的标本。她告诉他死去的鲸里有三头不下沉，可能因为它们的身体下方还有很厚的浮冰。哈伍德把杰克·劳森介绍给了恩斯特龙，这让恩斯特龙更加兴奋。劳森也是渔业和海洋部的研究员，已经开直升机追踪这批死去的鲸一个月了。他告诉恩斯特龙，这批鲸早晚得被海浪冲上岸，结果一个月后这话就应验了。

"问题是，鲸被冲到了那三个小渔村。"2018年我去皇家安大略博物馆参观的时候，恩斯特龙跟我讲道，"鳟鱼河镇平常没什么游客，是那种生存都困难的小镇。镇长和我说，他有一天往外面一看，看到死鲸在海里漂着，心想：'天哪，千万别让那玩意儿漂到这儿来！'结果第二天早晨，他们镇里唯一的一片沙滩，唯一一家餐馆的正下方，那具小山一样的蓝鲸尸体就在那里，臭气熏天。"

我问恩斯特龙后来情况如何。

他笑了："然后尸体开始膨胀了。"

"那他们肯定更'惊喜'了吧！"我搭茬道。

"那倒没有，"他接着说，"那时候，他们所有人都已经在网上看过鲸的尸体爆炸的视频了。"

鲸体内积聚气体最终爆炸的视频已经在网上火了好几年了。根据最新统计，网上至少有200个类似的视频，甚至还有人创作过一首《爆炸鲸之歌》(The Exploded Whale Song)。不过我个人最喜欢的，还是2004年一头抹香鲸被冲上台湾海岸的那个视频。视频中的抹香鲸长56英尺（约17米），重60吨，当地大学的科学家迅速决定要利用好这次天赐的良机，对这个庞然大物进行尸体解剖。他们认为解剖最好在实验室中进行，所以还得大费周章地把它运回去。人们调用了3辆起重机、50名工人，花了13个小时才把鲸的尸体吊起来，绑在一辆拖车的平板上。没想到，在拖车通过堵塞的公路时，腐烂的鲸尸突然"自爆"，上千磅①腐败的血肉、鲸脂和内脏抛洒到附近的汽车上、摩托骑手的身上、店铺的墙壁上，甚至把几个不幸的旁观者淋得浑身湿透。②

"但蓝鲸尸体不会爆炸。"恩斯特龙向我保证。他也向鳟鱼河镇的居民保证过，结果居民们还是很害怕，将信将疑。他对居民说，除非有人在这头"巨兽"身上跳来跳去，或者把它的身体切开，否则在鲸的身体组织腐烂过程中，其内部积存的气体是能够缓慢逸出的，就像一个时间长了的气球一样。"最后也确实就

---

① 1磅≈0.45千克。——编者注
② 这件事给我留下了深刻的印象，我立即在自己的长岛大学波斯特分校办公室门外贴了一张剪报照片，上面是这次爆炸后的血腥场面，正对着一位车主停得特别不恰当的车位。

是这样。"他总结道。

恩斯特龙说，纽芬兰的现场记者问他的问题几乎都是有关异味和尺寸这两个方面的。"蓝鲸的心脏有多大？听说和小汽车一样大。"这个问题，他和同事们听过太多次了，最后，还是他手下的一名技师提出来："要不然我们试试，把心脏取出来？"

恩斯特龙一下就对这个主意产生了兴趣，但若想实现，他们就必须尽快行动起来。那三具蓝鲸尸体中有一具漂到了一个条件恶劣的小海湾里，在一场暴风雨中被海浪撕碎。第二具漂到了鳟鱼河镇，目前胀成了一艘"飞艇"，让担心爆炸的居民忧心不已。在这种情况下，其内部的器官恐怕也无法完好保存。

但恩斯特龙知道，第三具蓝鲸尸体体型最小（76英尺，约23米），被冲到了洛基港，一半浮出水面，一半浸在冰水里——这极有可能减缓了其器官腐败的进程。于是，他咨询了被派往洛基港负责回收工作的博物馆同事、哺乳动物学家杰奎琳·米勒，问她能不能完整保存这头鲸的心脏。

杰奎琳听完，当即激动地回答："可以的，我们可以把心脏保留下来。"不过后来，她向我坦承，其实他们也不知道把鲸的尸体剖开后会发现什么，甚至不知道心脏能不能留下来，但把蓝鲸的心脏制成标本保存下来，光是这个想法本身就足以让她想要立刻动手尝试了。

于是，米勒和七名科学家一道，开始为洛基港的鲸尸剥离脂肪——这是个捕鲸业术语，意思是去掉鲸从头到尾全身的血肉和软组织。鲸的心脏和肺脏长在胸腔内部，在剥去那里的肌肉后，勘察小队的科学家第一次看到了这个巨大的"血液泵"——这可是前所未见的。相比于寻常的哺乳动物心脏，这玩意儿倒更像是一个400磅重（约181千克）的肉色水饺。为这颗巨大的"饺子心脏"惊叹过之后，一行人继续透过肌肉剥离处进行探查，并兴奋地发现，虽然心脏收缩得只剩6英尺（约1.8米）宽了，但完全没有腐败。

"整个器官还是粉色的呢。"米勒告诉我。虽然她也看到了一些霉点和少许坏死组织，但"肌肉还很有弹性，腔室内还有很多液体"。

几年后，2017年米勒被邀请去为一头"正确的鲸"（北大西洋露脊鲸，*Eubalaena glacialis*）进行尸检。那具尸体是在一次集体死亡事件中回收来的，一共17头鲸离奇死亡。她希望能借此机会收获另一个鲸类物种的心脏标本。然而，尽管这头北大西洋露脊鲸的死亡时间比纽芬兰的蓝鲸短得多，但对她来说，它似乎没那么"正确"——心脏已经腐败，变成一堆根本无法回收的烂肉了。这次集体死亡事件发生在夏天，米勒意识到，洛基港那头鲸死于冬季，还在冰水里泡了三个月，这简直就是幸运之神的关照。"我们很走运。"她承认。

米勒在读研时研究的是老鼠等小型哺乳动物。在洛基港，她和其他科学家一起，身披雨衣进入蓝鲸体内，浑身沾满了鲸的身体组织。他们手执剥离脂肪用的大小刀具，切断了前、后腔静脉和主动脉（血液流入和流出心脏的主要血管），然后准备将心脏移出鲸的身体。但就在米勒和另外三名科学家站好位置，并为取出心脏而切断两根鲸的肋骨后，他们发现即便再用力也无法将心脏通过预留的空间挪动出来。虽然通过割断肺动脉和肺静脉，完全分离了心脏和肺，但心脏就是不肯动弹。没办法，他们只好又切掉了几根肋骨，才最终将重达386磅（约175千克）的心脏从原位置取出，装进了一个巨大的尼龙袋子里面。那个袋子里的空间大到一辆大众甲壳虫汽车都开得进去。

科学家动用了一辆正铲铲斗车、一辆叉车和一辆自卸货车，终于把蓝鲸的心脏转运到冷藏车里，并运输到了专业机构，将其冷冻在零下20摄氏度的环境中。它将被封存在冰块中一整年的时间，与此同时，一个专家团队将利用这段时间集结起来，准备进行下一步操作——标本保存。

恩斯特龙讲解道，标本保存的其中一步就是重塑心脏原始的形状。这一步很关键。和人类的心脏不同，蓝鲸的心脏在主要血管被切断后就会收缩，仿佛一个泄了气的皮球。恩斯特龙告诉我，蓝鲸在深潜时会承受巨大的水压，这应该是器官对高压环境的适应，但这种分析是否正确尚不确定。

保存标本的第一步是将标本浸泡在自来水中进行解冻。人们需要在心脏标本里灌满保存液以中止腐败、硬化肌肉，并杀死所有运输途中存活的细菌。在灌注保存液之前，专家还需寻找尺寸合适的器材，把从心脏伸出的十几根血管堵死。这一步的意义在于防止被灌入心脏腔室的保存液流出来，同时还让专家得以使心脏再次膨胀起来，摆脱摘除之后那副泄气皮球般的难看样子。

最终，科学家选择的"塞子"大小不一，为最细的血管选择的是饮料瓶，为粗壮的后腔静脉选择的是水桶——容积5加仑（约19升），和后腔静脉很相配。后腔静脉负责将缺乏氧气的血液从鲸的身体和尾部运回右心房，即心脏的两个"输入腔"之一。右心房同时还要接收来自前腔静脉的血液。前腔静脉比后腔静脉稍细，负责运输从鲸的头部区域流回的血液。在人类这样的两足动物体内，作用等同于前、后腔静脉的血管是上、下腔静脉。所有哺乳动物都一致的是，上、下（前、后）腔静脉的作用就是将富含二氧化碳、缺乏氧气的血液运输回心脏，让心脏将其泵入肺。

刚开始进行标本保存操作时，杰奎琳·米勒团队用了700加仑（约2650升）最常见的防腐剂——甲醛。甲醛水溶液是一种组织固定液，但早在20世纪80年代就已被发现具有致癌性。大部分人对这种物质的印象可能都是在生物课上闻到过它独特的味道，但其实人们与甲醛最常见的接触机会是刨花板、胶合板、纤维板等建筑材料带来的，这些建材中多含有微量甲醛，少到几乎检测不到。虽然蓝鲸标本的处理团队已经将甲醛溶液稀释到了相对来说对生物危害较小的程度（浓度约40%，此时也称福尔马林溶液），但科学地说这种东西依然很难闻。

"可笑的是，"米勒跟我说，"在其他的实验室，你要小心别让福尔马林溅到身上。在这儿，你要小心别掉到盛满福尔马林的池子里。"

蓝鲸心脏在福尔马林溶液里浸泡了5个月，以完成组织的固定。在这个过程中，标本内的全部组织都停止腐败了。之前呈粉色的器官，在浸泡后也换上了生物标本典型的米黄色调。虽然这颗心脏可以就这样被泡在福尔马林里放置几十年的时间，但恩斯特龙的团队认为这么漂亮的心脏不能泡在一大瓶毒药里。他们咨询了几名精通大型标本保存技术的修复专家，最终决定要对其进行"生物塑化"。生物塑化技术是一种保存标本的特殊技术手段，由性格怪异的德国解剖学家冈瑟·冯·哈根斯于1977年发明。哈根斯被人们亲切地称为"死亡博士"，他创立了著名的"人体世界"（Body Worlds）展览。展览的内容极具争议，几十具剥去皮肤、塑化固定后的人类遗体被摆成各种姿势，每一具都是为了更好地展示一部分解剖系统。①

　　皇家安大略博物馆的研究员没有执行这种复杂操作的能力，也没有相应的设备，所以他们把心脏标本海运到了生物塑化博物馆（Plastinarium）。生物塑化博物馆位于德国古本，是"人体世界"主题的展览馆，也是进行生物塑化的专业机构。博物馆又名古本生物塑化公司，前身是一家服装工厂，如今在里面工作的都是由哈根斯亲自带出来的专家，期待着满足每一位顾客的生物塑化需求。尽管这些人经手过各种形状和尺寸的博物馆标本，可处理像蓝鲸心脏这么大的器官对他们来说也是头一遭。

---

① 2011年1月，65岁的哈根斯公开宣称自己已经身患绝症。他表示，希望自己死后也被剥去皮肤、塑化固定。目前的计划是将塑化后的哈根斯遗体安排在"人体世界"常设展的门口"迎宾"。据报道，"死亡博士"死后也将戴着他标志性的黑色软呢帽。这可真是给他已经足够骇人的故事又增添了可怕的一章。

生物塑化的第一步就是将标本中所有的水分和可溶的脂肪缓慢地抽出，替换成丙酮。丙酮是一种有机溶剂，易燃且对人体有毒——每一点都在强调你"不要在家自己尝试"。来自加拿大的蓝鲸心脏需要在6 000加仑（约22 712升）丙酮里泡上8天，温度还得控制在极低的程度。低温能加速细胞失去水分子，并由有毒的溶剂分子取代的过程。

接下来，生物塑化博物馆的专家会对心脏标本进行第二步处理：强制浸渗。在这一步中，丙酮会进一步被塑化液（一般是有机硅聚合物）取代。为了完成取代，工作人员会把标本放入真空室，并逐渐降低气压。这种环境会让细胞中的丙酮缓慢气化，让塑化液填补丙酮蒸发留下的孔隙。随着大部分标本细胞都被硅聚合物液体包裹，活体组织也就变成塑料了。此时，工作人员再对标本施用固化剂，使硅聚合物固化。这个过程又要花费三个月。

2017年5月，蓝鲸心脏标本彻底固化完成，被运回了加拿大。皇家安大略博物馆为其举办了精彩的展览，把心脏标本放在中心位置突出展示。为了直观地比较大小，博物馆还在心脏标本旁边停了一辆Smart汽车。在标本一边的天花板上，还悬挂着鳟鱼河镇那头蓝鲸的全套骨架。今天，这颗巨大的蓝鲸心脏塑化标本重约440磅（折合200千克），永远不会腐败，也永远不会产生异味。在每年4个月的展览期里，它在多伦多等待着成千上万名游客的观赏。

本书讲述的是心脏及与之相连的血液循环系统的故事，有大的心脏，有小的心脏，有冷血动物的心脏，甚至还有并不存在的心脏。这本书还讲到了一些重要的结构、体液、科学发现，还有与之相关的谬误和混乱。人类试图理解心脏和循环系统功能的历史很长，而且直到最近，一直错漏百出。举个例子，17—18世纪的医学界普遍认为一个人的性格是由他血液中的某种物质决定的。"蓝血贵族""嗜血成性""冷血无情""血气方刚"这些词，都是这个与现今完全不同的医学世界存在过的痕迹。了解了医学界今昔的不同，你就更容易理解为什么心血管系统的研究历史中会有这么多离奇的故事和诡异的治疗方法了。

本书绝不是一本教材，我也无意在一本书中写尽每种动物的心脏，或者每一种循环系统方方面面的知识。相反，我会带你漫步于这些宏大的主题，并在沿途一些有趣的站点停留。如果你以前和我一起进行过探险，那你应该知道我还会带你踏上一些"小路"，讨论一些动物学或历史方面的内容。这些"小路"的主题包括扩散现象、血脑屏障，还有怪兽"魔斯拉"。它们看似离题，但其实非常重要，能更好地解释很多不为人所知或常被人误解的概念，帮助我们理解心脏和循环系统的工作。

在昆虫、甲壳动物和蠕虫等不同的无脊椎动物体内，心脏及其衍生出来的循环系统在结构上有很大的差异，这种差异的存在是很合理的。然而，反观体内有脊柱的脊椎动物，不管是鱼类、家禽还是人类，其心脏结构的差异都非常小。同时，除了探索动物界的心血管系统多样性以外，我们还会一起去了解今天的动物们如何拯救人类的生命，又如何帮助我们解开关于心脏健康和心脏疾病的难题。

本书还提及，一种相对较晚才出现的哺乳动物——我们人类，认为心脏不仅是一个维生器官，还是情绪的中心和灵魂的居所。这种观点从何而来？为什么这种观点能跨越众多文化边界？为什么这种观点始终有人信服？还有一个同等重要的问题：心脏和意识之间真的有联系吗？

当这趟旅程结束时，你对心脏的理解将焕然一新。你会更深刻地理解心脏在自然界和人类世界的重要地位，它不仅是驱动血液循环的引擎，还是人类文化和人性的核心。从一团有收缩能力的特殊细胞到小汽车大小的蓝鲸心脏，从对爱和灵魂起源的探索到心血管医学的发端、新潮的治疗手段……我希望你对这些话题的看法能够被彻底改变。

说实话，这是我的心在期盼。

第一部分

疯狂的心脏

鲸：大家伙的小心脏

一种尺寸可不适用于每种情况。

——作者不详（可能是弗兰克·扎帕）

2018年8月，我和画家帕特里夏·温一起前往多伦多的皇家安大略博物馆参观了著名的蓝鲸心脏标本。我和帕特里夏从20世纪90年代中期开始就是同事和朋友，那时候我们都在美国自然历史博物馆工作。她给我写过的每篇论文、图书章节和每本书（虚构的、非虚构的都算上）都画过插图。虽然我们去的时候蓝鲸展览已经结束，心脏标本也被收进了不向公众开放的区域，研究员比尔·霍奇金森还是为我们的到来特地把心脏标本取了出来。在一个小型飞机棚大小的房间里，保存完好的蓝鲸心脏直插在一根直径两英寸（5.08厘米）的不锈钢管上，看起来就像被这根钢管自下而上穿起来了。不锈钢管的底部固定有一个木制站台，顶端则连接着金属支架，从内部永久地支撑着标本，不为观众所见。

根据这个标本的官方尺寸，从底部到顶端的高度应该是42英寸（106.68厘米），宽度是38英寸（96.52厘米），可我感觉它像是在很高的地方俯视着我，估计得超过6英尺（182.88厘米），这完全出乎我的意料。之所以感觉上高出这么多，是因为塑化的心脏上方还伸出了多根巨大的血管。其中最显眼的就是呈宏伟拱形的主动脉及其分支，还有一组颈动脉[1]，负责将含氧的血液从左心室运送至蓝鲸的头部。我们在上文中提到过心房，如果将两个心房视为心脏的"输入腔"（从肺和全身流回的血液分别输入左、右心房），那么两个心室可以被视为心脏的"输出腔"——右心室将缺乏氧气、富含二氧化碳的血液泵入肺，而左心室将富含氧气的血液泵出，供应全身所需。

在蓝鲸心脏标本漫长的制作过程中，人们往血管里注入了一种特殊的有机硅聚合物。这种物质染过色，因此能让静脉呈现蓝色，动脉呈现红色，让人们将动脉和静脉区别开来。彩色的心脏着实好看，在观看时，我的视线一下子就被右心室上打开的一扇"舷窗"给吸引了。这扇"舷窗"是由生物塑化专家弗拉基米尔·切列明斯基打造的，可以让观众一窥心室内部的景象。在心室内部，观众可以看到许多结构，其中就包括多根靠壁而生、样貌奇特的肌肉束，有数厘米粗。在解剖学上，这些肌肉束的学名叫肉柱（肌性隆起），许多哺乳动物（包括人类）体内都有这种结构，只不过没这么大。肉柱增大了心室壁的表面积，在有限的空间里配置了更多的肌纤维。这很关键，因为肌肉更多就意味着心室的收缩能力更强，就能更好地让心室将血液射出心脏。这样

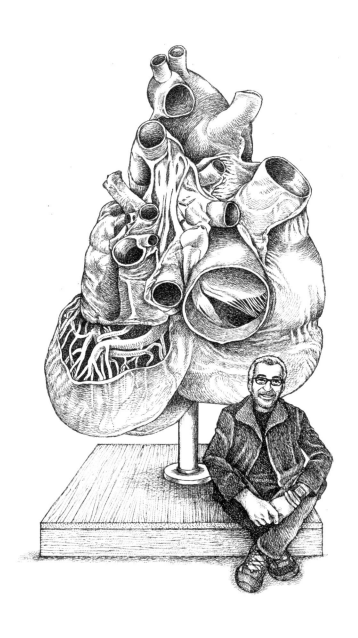

凹凸不平的心室壁有没有其他功能，尚待探索。

蓝鲸心脏的左、右心房也能收缩，但它们的壁较薄，这表明心房的工作要容易一些，只需将血液泵入各自邻近的心室即可。在心房和心室之间有瓣膜，名称"因地制宜"，叫房室瓣。通过切列明斯基的"舷窗"，前来观展的观众可以看到蓝鲸的右侧房室瓣，其大小大致相当于给幼儿玩的小鼓。人体内的房室瓣面积大约为0.75平方英寸（约4.8平方厘米），直径差不多相当于一块小石子。人的右侧房室瓣有三片翅膀状的瓣叶，因此也常被称为三尖瓣[1]。

房室瓣允许血液从心房流向心室，但和"放行"同等重要的是，它们还能在心室收缩时阻挡血液掉头流回心房。为了达到这个目的，心脏中还长有十几根坚韧的纤维，即腱索。腱索长得很像一根根琴弦。这些"心弦"主要是由一类结构蛋白——胶原蛋白[2]构成的。腱索一头牢牢地固定在心室壁上，另一头连接房室瓣的瓣叶，可以防止瓣叶在心室收缩时向心房方向开放，有效地隔开了心房和心室。

为了更直观地理解，你可以想象一只脖子上套着绳索的狗。绳索的另一头固定在地上。狗（代表瓣叶）最远只能跑到绳索

---

[1] 人心脏左侧的房室瓣有两片瓣叶，因此被称为二尖瓣。更复杂的是，二尖瓣还形似主教头戴的帽子，所以也叫僧帽瓣。幸好三尖瓣没有拿帽子做比喻的别名。

[2] 胶原蛋白可构成各种纤维，是哺乳动物体内含量最高的蛋白质，常见于肌腱、韧带和皮肤。胶原蛋白也赋予骨骼不同程度的柔韧性。

（代表腱索）拉直的距离，通过这种办法，人们就可以防止狗跑出打开的大门。在人体医学中，心脏瓣膜脱垂指的是一个或多个房室瓣瓣叶向心房侧膨出（你可以想象成拴狗的绳索由于狗的一再拉扯而被拉长了，让狗得以跑出大门）。脱垂的瓣膜打破了心房和心室之间的分隔，导致流入心室的部分血液在心室收缩时没有正常地离开心脏，反而"反流"回了心房。心脏瓣膜脱垂可由既往心脏病、细菌性心内膜炎（常发于静脉吸毒者）或风湿热（链球菌感染）导致。二尖瓣脱垂也有先天性病例。

　　年龄增长也可能引起心脏瓣膜的病变。随着年龄越来越大，心脏瓣膜会逐渐硬化，失去柔韧性，进而无法再有效地密封心脏的腔室。由于每一次心跳都会有部分血液反流回心房，射出心脏的血量就会越来越少，心脏只能越来越卖力地工作（提高心率或增大收缩力度）来弥补损失。这些额外的努力会给心脏增加负担，造成严重问题。当负荷达到一定限度，心脏无法再给身体供应足够的富含氧气和养分的血液时，这些问题就会爆发出来。

　　血液流过房室瓣，充满左、右心室后，接下来要通过的就是半月瓣。半月瓣得名于其半月形状的瓣叶。心室收缩时，血液就会流入两根大动脉。右心室的血液流入肺动脉干，后者分支形成肺动脉，将缺乏氧气的血液送入肺部。而左心室则会通过收缩将富含氧气的血液泵入主动脉，再通过其遍布全身的分支将血液送往身体各处。虽然位于肺动脉和主动脉中的半月瓣（肺动脉瓣和主动脉瓣）在解剖结构上和房室瓣有区别——没有腱索，但这两个瓣膜同样能阻挡血液反流，让血液无法从肺动脉和主动脉流回心室。

人体的轻微瓣膜病变通常没有任何症状，也无须治疗，但在严重情况下，心脏瓣膜脱垂会导致心跳不规律（心律失常）、眩晕、疲劳、气短。部分患者可通过手术治疗。21世纪初之前，瓣膜修复或置换手术都是复杂的开胸手术，而现在，经导管瓣膜置换术只要求在患者身上开一个很小的切口即可完成，有时甚至

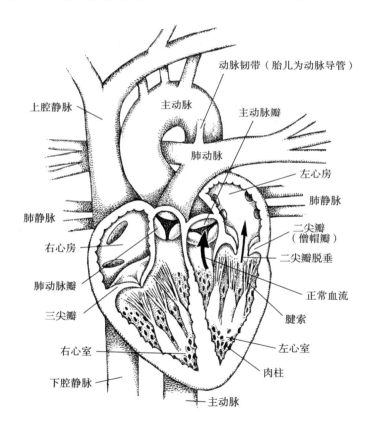

可以做到完全无创。这要归功于心导管检查技术的发展，一种神奇到小说家都不敢想象的医疗技术，这个话题我们留到以后再详细地讲。

为了让观众看到蓝鲸心脏内部的结构，生物塑化专家切列明斯基还切除了标本的一部分心外膜（也叫心包脏层）。心外膜是一层很薄的保护层，紧贴在心肌外面，同时也是心包的最内层。心包是囊状的，能够起到为心肌润滑和缓冲的作用。为了更直观地理解心脏和心包的关系，你可以想象一个盛有少许清水的透明保鲜袋。把你的拳头（代表心脏）放在保鲜袋上，保鲜袋就会包裹在拳头外面。这袋水就相当于心包，保鲜袋贴合在拳头表面的部分就是心外膜，保鲜袋内部的空间叫心包腔，里面部分填充着心包液。继续观察这个模型，保鲜袋外侧没有碰到拳头的部分叫心包壁层，贴合着其周围的胸腔壁。在遭遇外来撞击时，这种结构能在保护心脏的同时维持住心脏的相对位置。要注意的是，心包并不是"容纳"着心脏，而是"包裹"着心脏。

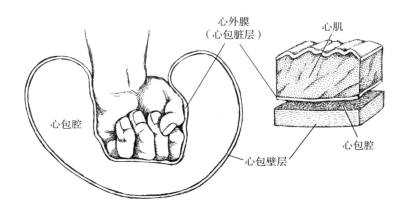

里里外外地观察了一阵蓝鲸心脏的塑化标本后，我把帕特里夏一个人留在了仓库里为标本画素描，而我自己则回到博物馆，采访当时负责采集和保存标本的人。但和这个独一无二的标本的制作过程相比，我更感兴趣的是杰奎琳·米勒和马克·恩斯特龙等人通过它学到了什么以前不知道的新东西。

　　我问了米勒关于这颗心脏奇怪形状的问题。通常来说，哺乳动物的心脏都是锥形的，在底部（心尖部）会归于一个点；但蓝鲸的心尖居然是分叉的，这令我震惊。米勒告诉我，心尖分叉是须鲸科动物（长有鲸须的大型鲸类）[1]的一个特征。这类动物的另一个特征，就是心脏比大多数哺乳动物的心脏更扁平、更宽大。

　　"典型的陆生哺乳动物的心脏都是螺旋形的结构，其内部的组织和肌纤维全部围绕着左、右心室排列。"恩斯特龙补充道，"在收缩时，整个心脏的动态就好像拧毛巾。"

　　但须鲸科动物的心肌纤维直直地从心底部排列向心尖部，没有一点儿螺旋。

　　"我认为究其原因，是当鲸潜到很深的深度[2]时，心脏会被压缩。"恩斯特龙说，"心跳没有停止，但心脏被水压给压缩了。"

---

[1]　鲸须是长在部分鲸类口腔中的刚毛，用于滤食。鲸须由角蛋白（即构成人类指甲和毛发的蛋白质）构成，在鲸吸入大口海水后再吐出时，可用于滤出水中的磷虾等食物。

[2]　蓝鲸的潜水深度纪录为315米，而哺乳动物潜水深度纪录保持者柯氏喙鲸（*Ziphius cavirostris*）的纪录竟高达2 992米！

正因为如此，米勒一行人才会发现洛基港的那头蓝鲸的心脏在与其周围血管分离并被移出体腔后，就"像个大口袋一样"地塌了下去（这是米勒的原话），所以在后续保存的操作中需要使其重新膨胀起来。

除此以外，皇家安大略博物馆的科学家还从蓝鲸身上学到了一点。恩斯特龙表示，在工作中他无数次被人问起过世界上最大的心脏到底有多大。

"我都要被问烦了，"他承认道，"真想给他们指指标本，然后说：'就这么大。'"

几十年来，不管是在大众读物还是科学文献中，人们都写过蓝鲸的心脏和小轿车一样大，而且至少重达1吨。米勒和我说，在他们为回收心脏做准备时，她还见过有的书里写着"你能在它们最粗大的血管里游泳，比如后腔静脉这根蓝鲸心脏上最粗的血管"。

当我仔细审视皇家安大略博物馆的蓝鲸心脏标本上那些精致的血管时，很容易就可以发现即便是最粗的血管也不足以让一个人类游泳通过，让水獭或者洄游的鲑鱼游过去倒是应该挺轻松的。

米勒继续说，在心脏标本制作好后，他们确实认为它比原本想象的要小得多，而且提供心脏的蓝鲸体型怎么说也算不上小。所以，为什么它的心脏会比预期小这么多呢？

答案很简单，蓝鲸的心脏就是不像其他大多数哺乳动物的心脏那么大。虽然以人类的标准看已经大得惊人了，但蓝鲸的心脏质量只占到了其体重的0.3%。作为比较，老鼠和大象的心脏占比算下来都约占其体重的0.6%。

有趣的是，有些地球上最小的动物却拥有不成比例的大心脏。比如花面鼩鼱（*Sorex cinereus*），是地球上最小的哺乳动物之一，[①]体重只约为5克，但心脏质量的占比可达体重的1.7%。这个比值比典型陆生哺乳动物大3倍，是蓝鲸心脏占比的将近6倍。而鸟类由于需要飞行，代谢需求较高，心脏一般都比哺乳动物的大。同样看最小的鸟类——蜂鸟，体重只有区区2克（还不如一枚硬币重），心脏和体重的比值却更加极端，心脏质量占到了体重的2.4%。单从相对比值来看，你可以说蜂鸟的心脏是蓝鲸心脏的8倍大。

有人认为，心脏长得相对更大和该动物体型较小、生性多动相关。举例来说，蜂鸟每秒钟能振翅8次，而鼩鼱更是停不下来的捕食者。我在康奈尔大学读博士的时候整天捕捉实验用的哺乳动物，我得知如果不在一个小时内把落入陷阱的鼩鼱解救出来，它们就会饿死。这些小型动物行为如此狂热，以至于其细胞对能量和氧气的需求极高。为了满足代谢需求，它们想出了一种办法，那就是提高心率，也就是提高心脏向全身泵出富含氧气和养分的血液的频率。这种适应带来的结果也确实惊人：蜂鸟的心率可达每分钟1 260次，鼩鼱的心率则保持着脊椎动物的最高纪录——每分钟1 320次，相当于一个35岁的人类能承受的最高心

---

① 地球上最小的哺乳动物是生活在泰国和缅甸的凹脸蝠（*Craseonycteris thonglongyai*），体重仅有2克。

率的近7倍。

虽然这些数字令人瞠目，但心率并不能无限制地提高。科学家认为心脏跳动的频率拥有一个上限。以鼩鼱做例子，它们的一次心跳持续43毫秒，即1秒钟的43‰。就在这么一瞬间，心脏需要充满静脉血，收缩，泵出动脉血，然后舒张，准备下一个循环。这一系列动作进行的速度是有极限的，就算鼩鼱现在还没有触及心率的上限，那也相差不远了。假设心脏的生理结构限制了其跳动的节律，每分钟最高只有1 400次，那使其泵出更多血液的唯一方法就只剩增大心脏的体积了。[2]这么一来，随着每次心跳，更大的腔室就能容纳和泵出相对更多的血液。[1]这个理论解释了为什么蜂鸟和鼩鼱这样的动物心脏相对较大。但我们在下文很快也会分析到，小型动物增大心脏体积的做法本身也有一定的限制。

在结束蓝鲸心脏或者任何有关鲸的心脏的话题之前，我必须要说，我们还有许多亟待探索的问题：心脏是怎么被压缩的？心脏被压缩时，蓝鲸如何存活？其他会潜水的哺乳动物（如海豹）能降低自己的心率，停掉不同区域的血供，蓝鲸也有这样的节氧功能吗？初步的研究表示蓝鲸也有这样的能力。[3]斯坦福大学的生物学家杰里米·戈德伯根等人最近发现蓝鲸的心率最低可

---

① 一个中等身材的人拥有大约5升血液。[4]静息时，人类的心输出量约为每分钟5升，因此，我们体内的血液完成一次完整循环（从心脏到肺，流回心脏，输出至全身，再流回心脏）的平均用时约为1分钟。

以降低到每分钟两次。[①] 在解剖学层面，我们也有许多重要问题尚未解决。皇家安大略博物馆的心脏标本已经如此出名了，但它周围伸出的有些血管集聚成团，人们甚至到现在都还没辨识清楚。除非进一步的科研得出结果，不然对于有关蓝鲸心脏的许多生理学难题，我们依然只能假设和猜测。

---

① 戈德伯根的团队利用吸盘将心率检测仪器连接到了一头蓝鲸身上，并成功对其监测心率近9个小时。但在记录下惊人的低心率的同时，他们并未探究蓝鲸的血液是否避开了特定的身体部位。

从微生物到脊椎动物：
循环系统进化史

> 微生物如此之小，你根本无法辨认出它。

——希莱尔·贝洛克

如果你的身体直径还不到一毫米，那么这本书的内容基本上不怎么适合你。你想问为什么？因为这本书从头到尾所讲的内容都是关于心脏的。从定义上看，心脏是一个中空的、由肌肉构成的器官，从全身收集循环的体液，然后有节律地把收集来的体液泵出，使其流回全身。综上所述，心脏本身、循环的体液以及体液流动所经过的管道共同构成了循环系统……可你没有这个系统。因为你太小了，只需通过和外界环境（你和你的大多数同胞应该都离不开水）进行简单的物质交换，养分和氧气就能被转运进你的细胞（你可能是多细胞生物，或者足够小的话也可以是单细胞生物），代谢废物也能被转运出你的细胞。

这种物质交换的过程叫扩散。扩散对所有生物都很重要，不管你是微生物还是蓝鲸。简单来说，只要某种分子（比如氧气、营养物质或代谢废物）在一条界线的两边存在浓度差，扩散现象就会发生。想象一下，假如你刚刚打扫好你的房间，把所有杂物都丢进柜子，关上柜门，那你柜子里的杂物浓度就比柜子外要高，柜门在这里就相当于判定浓度差的界线。如果此时你在柜门上钻一个洞，任何比洞口小的东西都可能会掉出来，离开柜子，它们总是从高浓度区域（柜子里）移动向低浓度区域（房间里）。此时，你都没必要忧心当你打开柜门时杂物会不会掉出来，因为你甚至想象得出来，柜子里的杂物一定会顺浓度梯度发生一次小"雪崩"。

不过，你的柜子和循环系统有什么关系呢？之前我们提到过，关键在于循环系统的核心功能之一，即将体外的养分和氧气转运到体内的细胞和组织当中，同时将可能有害的物质（如毒素、细胞代谢废物和二氧化碳）运出身体，以防这些物质造成麻烦。

直径不到一毫米的生物通常是单细胞生物。通过细胞膜上的微小孔隙，这些小生命将有益的物质运进细胞，将有害的物质运出细胞。细胞膜就是区隔细胞内外的分界线，它上面的孔隙就相当于我们柜门上的小洞。和柜子里的杂物一样，细胞内外物质的移动也是顺浓度梯度的。如果生物体外的氧气多于生物体内，氧气就会扩散进生物体内。碳水化合物等营养物质扩散进生物体内，也是同样的道理。如果生物体内的代谢废物浓度积攒到了比生物体外高的程度，那么……你也知道会怎么样了吧？[1]还有一

---

[1] 上述物质出入细胞的过程不需要消耗细胞的能量，是一种"被动的"运输过程。物质也可以逆浓度梯度进行跨膜运输。此外，细胞可以将外界的物质吞进内部，或将内部的物质包裹在由膜构成的小囊泡中运出至外部（常见于变形虫等单细胞生物）。这些运输过程需要消耗能量，因此又叫主动运输。

点，柜子里有的杂物无法通过柜门上的小洞，同理，不是所有物质都能透过细胞膜，因此我们也说细胞膜是一层"半透膜"。这种特性解释了为什么细胞内部的结构，比如细胞器（细胞核、线粒体等）不会掉出细胞，因为它们没办法通过细胞膜上的孔隙。[①]

我知道你们有些人读到这里的时候在想什么，或者说，如果你有中枢神经系统，你可能会想到什么。"有些生物的身体比一毫米大多了，但还是没有你刚才说的循环系统啊。解释一下吧，科学家先生。"

好吧，但我只会简单解释一下这个问题。

没错，有些生物能长到足足8英尺（约2.4米）长，比如扁形动物，而且没有循环系统也活得挺不错（要让我说的话，活得有点儿太好了）。但和其他所有生物一样，全世界2万多种扁形动物能够生存至今且繁荣兴旺，是因为它们适应了特定的生存环境（或称选择压力）。有些扁形动物因此进化出了褶曲的身体，有些体形长如丝线。就像一个核桃的表面积大于同等大小的光滑球体一样，身体褶曲的扁形动物和大小、形状相同但体表光滑的同类相比，有更大的体表面积来进行气体、养分和代谢废物的交换。还用柜门来举例说明，手风琴式折叠门比平整的柜门表面积大，上面就可以开更多的小洞。

但是，扁形动物的成功不仅体现在体形上。很容易发现，

---

① 除了尺寸这个因素外，有些物质还有其他的特性以阻止跨膜运输。比如，某些带电粒子无法与同样带电的细胞膜靠得太近。

所有扁形动物运动的速度都不快，这个"家族"里没有游泳健将，也没有飞行能手，它们中的一部分只要把类似头的头节吸在某个人的肠壁上，这一辈子基本上就算"功德圆满"了；还有一些在河床上或者树叶堆潮湿的阴影下就可以低调地生活。这种生活方式可够悠闲的，所以这些"小懒蛋"根本不需要多少能量和氧气就能悠然度日。

但是，嘿，各位扁形动物，你们可别误会我。虽然你们没有循环系统和呼吸系统，绝大部分都过着寄生生活，每年让3亿人患上寄生虫病，还从嘴里排泄，但我可没有说你们不好的意思。[①] 只不过，这本书不太适合你们罢了。我们写完书之后再聊，好吗？

它们都走了吗？太好了。

好了，留下的你们体型应该都比刚才提到的微生物大，栖息的地点应该也不是别人的肠道或者水底的淤泥。你应该知道，在你从单细胞生物进化成蜉蝣、水蛭或者保险推销员的过程中遇到过无数难题，或许其中最严重的一个问题就是：当距离较长时，扩散的作用就不明显了。说实话，大多数体长大于一毫米的物体都无法依靠扩散来进行体内外物质的交换。因此，由成百上千个细胞堆叠成层而构成的三维生物体若想转运维生物质和代谢

---

① 虽然扁形动物门中的大部分动物都无法完整地进行消化，但部分物种拥有肛门，甚至还有好几个肛门位于身体后部。部分扁形动物（尤其是绦虫纲和吸虫纲）属于肠道寄生虫，会让人类及牲畜患上血吸虫病等严重疾病。今天，此类疾病主要发病地点在非洲。

废物，光靠扩散是绝对不行的。

你可能又会问，那么生物的体型是如何进化到现在这么大的呢？

这个问题可不好回答。

我应该先告诉你，远古时代的生物太小了，而且身体又湿又软，所以没怎么留下化石记录。虽然证据不足，但科学家还是认为最早的多细胞生物（后生动物）出现于距今7.7亿~8.5亿年前。[1]进化到距今6亿年前的时候，一类新的后生动物出现了。过去的后生动物身体呈辐射状（环形），胚胎有两个胚层，而它们的这类新同胞身体可分出结构相同的左、右侧，胚胎中还多了一个胚层。过去的两胚层结构可分成外侧的外胚层和内侧的内胚层，外胚层发展为皮肤、神经组织、口、肛门等结构，内胚层发展为消化和呼吸系统的内壁。新进化出的第三个胚层位于内、外胚层之间，因此被称为中胚层。中胚层是体型更大、结构更复杂的生物的发育基础，最终将会发展成肌肉、结缔组织（如软骨、脂肪、骨骼）等结构，以及一个至关重要的组织集合体——心脏。

在多细胞生物体内，比细胞更高一级的结构叫作组织。每种组织都由不同类型的细胞，以及存在于细胞之间的细胞外基质构成。组织中的细胞和细胞外基质共同作用，就可以完成一种或多种特定的功能，比如：支撑身体，抵抗重力作用，或将体液从一处运输到另一处。人体内只有4种组织：结缔组织（血液、骨骼、软骨等）、上皮组织（覆盖于体表或衬贴在有腔器官和血管的表面）、神经组织（神经元细胞和起支持作用的神经胶质细胞）、肌肉组织。肌肉组织还可以分为三类：平滑肌（不可自主控制）、骨骼肌（可自主控制）和心肌。心肌也无法由你进行自主控制，这很好，省得你总要记着控制心脏跳动。

比组织更高一级的结构叫作器官。你的每个器官都至少拥有一种特定的功能，不过大多数器官的功能都不止一种。同时，每个器官都至少包含两种组织，有些大型器官（如心脏）可能包含全部四种组织。虽然我们一般只认为心脏、肾脏、肝脏等属于器官，但血管其实也是一种器官。动脉、静脉等血管包含上皮组织、结缔组织和肌肉组织，具有输送和分配血液的功能。

人体内等级最高的结构叫作器官系统，如循环系统、呼吸系统。器官系统是由共同执行某种或多种相似功能的器官组成的。拿循环系统举例，这个系统主要包括心脏，还有负责将血液运输至全身的动脉、静脉和毛细血管等器官。

和其他器官类似，大多数血管都是由多层细胞构成的。肌肉细胞（或称肌细胞、肌纤维）通过与结缔组织和上皮组织互相连接，和其他组织共同构成了血管壁。血管壁中的肌纤维收缩时，血管内的血液就会被压缩，进而流动起来。你可以想象一下用手去挤压一个盛满水的长条气球。科学家认为，这就是生物体在经历漫长的时间进化出更大的身体后，让血液在体内从一处被运输至另一处的办法。

这个过程是怎么进化出来的呢？一种假设认为，大约5亿年前，在某个生物新生的中胚层中，某些细胞表现出了一种新能力——它会缩短自身的长度，换句话说，就是会收缩。为了收缩，细胞中负责这项功能的蛋白质必须紧挨着排成一队。一旦得到能量，这些蛋白质（如人类肌肉中的肌动蛋白和肌球蛋白）就会彼此覆盖、相向滑动。如果无数个这样的蛋白质分子同时发生滑动，整根肌纤维就会收缩，进而让肌纤维构成的组织收缩。同

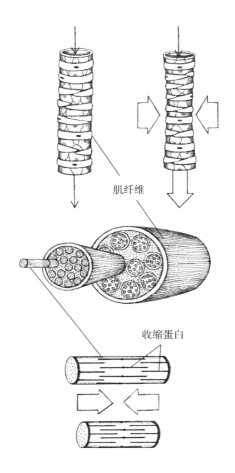

肌纤维

收缩蛋白

理，当蛋白质滑动回原本的位置时，肌纤维就会舒张，恢复其收缩前的长度。

只不过5亿年前，第一个学会收缩的细胞肯定比现在我们身体里的肌肉细胞（肌纤维）结构简单多了，而且它一定不会存在于血管当中，毕竟当时不管是血液还是运输血液用的血管都还没进化出来呢。那个时候只有水，这个细胞应该就是泡在水里的，这样物质才能进出这个生物体。直到今天，收缩蛋白都普遍存在于正常的体细胞当中，是细胞内运输系统的重要成员。科学家认为，在某些古生物体内，含有原始收缩蛋白质的细胞可能逐渐聚集，形成了管状结构，进而演变成了原始的循环系统。在生物的体型急剧变大之后，这些收缩管负责将水和溶解在水中的物质（很长时间以后，水就变成了血液）运送至生物体内各处。有了收缩式循环系统这样的新发明，原始的生物就开始以相对更快的速度[1]进一步进化出大量新的分支，如环节动物、软体动物；一段时间以后，脊索动物也出现了。正是脊索动物的分支之一——脊椎动物，组成了我们这本书的主要读者群。

在进化的过程中，拥有这种适应性变异的生物，在生存竞争中就会比不具备这种系统的生物更具优势，并最终把它们逼向灭绝（虽然并不绝对）。早在能产生肌肉的中胚层面世之前，珊瑚虫、水母和栉水母就已经脱离了当时无脊椎动物大家庭中的其他成员，走上了自己的进化道路。虽然未从祖先那里继承来肌肉

---

[1]　虽说更快了，但也花了1亿年左右。

组织，但刺胞动物门（珊瑚虫、水母所属的门）的成员们进化出了自己独特的竞争优势，如刺细胞和毒素，用来屏退捕食者。它们还拥有可以收缩的上皮细胞，能够完成肌肉细胞的部分功能，这也是这类动物得以幸存并繁荣发展的一个原因。

虽然循环系统的出现是革命性的，但它绝不"鹤立鸡群"。血管是不错，但拥有循环系统的生物之所以能取得成功，有一个很重要的原因就是它们协同进化出了其他系统，尤其是呼吸系统。这两个系统同时进化出来并协同作用，一起解决了让大量气体进出生物体的难题，从而使脊索动物等生物得以承受完成复杂行为和生理反应需要消耗的能量。

大多数生物的呼吸系统都主要由气体交换器官组成，如鳃或肺。鳃或肺的主要功能就是促进氧气的吸收。氧气在生物体内多种维生必需的生理反应中都是至关重要的成分，我们把这些生理反应合称为生物的新陈代谢。这些代谢反应中最重要的一种，就是从食物中释放身体可利用的能量。在食物消化完成后，其中的养分会被分解成更小的分子，如碳水化合物、脂肪和蛋白质。葡萄糖（碳水化合物的一种）会转化为ATP（腺苷三磷酸），这个过程叫作细胞呼吸。ATP是细胞的"能量通货"，肌纤维等细胞可以打破ATP中的化学键，利用其释放的能量来驱动修复、生长、肌肉收缩等生理活动。而最关键的是，上述所有分解分子、释放能量的化学反应都需要氧气的参与。快上场表演吧，鳃和肺！

另一方面，细胞呼吸在释放能量的同时，还能生成一种副产物——二氧化碳。二氧化碳对许多生物来说都是有毒的，动物体必须随时排出体内的二氧化碳，以防它积攒到有害的浓度。因此，大多数动物的循环系统在将氧气从鳃或肺带到全身的同时，还有另外一项任务，就是同时将细胞代谢的废弃副产物带回鳃或肺，让鳃或肺将其运出机体。在这里我要强调一点，许多人以为我们在运动时气喘吁吁仅仅是因为人体需要更多氧气，其实也是因为要排掉多余的二氧化碳。

呼吸系统和循环系统的进化是相辅相成的，后者让血液[1]得以在生物全身运动。这种"双系统共存"的最早证据可以追溯到约5.2亿年前一种名叫延长抚仙湖虫（*Fuxianhuia protensa*）的节肢动物[2]身上，首见于中国西南部的澄江动物化石群。

从古至今，血液都在动脉、静脉、毛细血管三类管道中流动，其功能都是将养分、气体和代谢废物运进或运出生物体内的每个细胞。最重要的是，血液的这种功能让物质的运输在远离生物体表的地方也能进行。虽然扩散始终是物质出入细胞的主要方式，但有了血液，养分、气体和代谢废物就可以在血管中运行，抵达各个细胞。它们再也不用钻过一层又一层的细胞才能被排出外部环境，或者从外部环境进入生物体内了。

接下来，让我们穿越时光，从延长抚仙湖虫的时代往前跳跃5亿年，想象一下你的肺。在支气管的末端，有5亿个微小的球状肺泡（直径约为0.2毫米），每个肺泡的外面都被一层严密的

---

[1] 无脊椎动物体内的"血液"应该叫血淋巴。在讨论无脊椎动物时，这两个术语可互换使用，本书中也是如此。

毛细血管网包覆。这里的毛细血管直径仅有头发丝的约 1/10。肺泡和毛细血管共同组成了呼吸和循环系统中进行气体交换的场所。它们的壁都非常薄，仅有一层细胞那么厚，因此气体交换的速度很快。不过，虽然单个肺泡非常小，但所有肺泡排列在一起可以覆盖大约 100 平方米的面积，处理着我们吸入的大量空气。在我们呼吸时，氧气扩散进入肺泡，然后进入肺泡毛细血管，并由肺泡毛细血管流入更大的血管，紧接着进入心脏（左心房），最终随着左心室的收缩被运输至全身。与此同时，二氧化碳则反向而行，通过肺泡毛细血管进入肺泡，最后被我们呼出，排至外界环境。

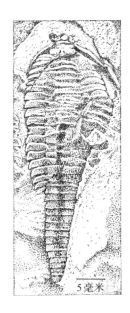
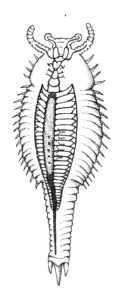
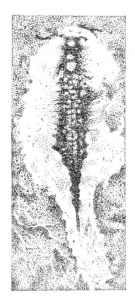

延长抚仙湖虫

好了，现在我们来演示一下。准备好了吗？吸气……然后呼气。

就是这样。现在请你再读一遍上边的段落，这就是在你呼吸时，你体内发生的一切。

人体的器官系统不像教科书里各自独立的章节一般"单打独斗"，循环系统和呼吸系统的合作就是一个例证。但遗憾的是，许多人在初次接受这类知识时就是这么学的。这种认知不利于我们理解器官系统真正的工作方式，所以我在人体解剖学和生理学课堂上会不断提醒学生这一点。我会告诉他们器官系统之间是有互动的：它们相互合作，相互依赖，仅靠自己几乎无法完成任何工作。

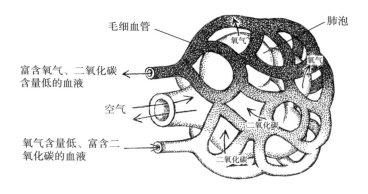

不幸的是，器官系统间的失调确实会发生。肺气肿等疾病导致的一个典型后果就是这种失调，一个系统无法工作就会引发连锁反应，导致其他系统也无法正常工作。肺气肿是一种无法治愈的呼吸系统退行性病变，肺部的肺泡成片地损伤，数量减少，功能也减弱了，无法再有效地担任我们呼吸的空气和运输氧气、二氧化碳的循环系统之间的"中间人"角色。引起肺气肿的病因有很多，可能是遗传因素——患者罕见地缺少一种保护肺脏的蛋白质，也可能是职业原因——患者吸入了粉尘或化学药品，还可能是因为患者吸烟，这是引起肺气肿最常见的原因。但不管病因为何，肺气肿最终都会在损伤呼吸系统的同时，让循环系统的功能也大受影响。血液返回肺气肿患者的肺部后，肺脏无法再为其他组织和器官提供含有足够氧气的血液，以保证它们的正常工作了。

随着生物体变得越来越多样化，结构越来越复杂，它们的循环系统也跟着进化了。这种进化的一个特征就是，生物体内出现了一个泵，它驱动富含氧气和养分的体液流遍全身，然后等其中的氧气和养分耗尽后将其回收，再进行下一轮循环。当然，这里的"泵"指的就是心脏。

我们在下文也会说到，心脏并不是整个动物界"人手一个"的东西。不同类型的动物进化出的循环系统"泵"，样式各不相同。不同动物的心脏在外观和工作原理上差异很大，有些甚至都不满足许多条件，根本不能被称为"心脏"。但所有动物的"泵"的功能都是共通的，它们之所以都能进化出这样的"泵"，则要归功于趋同进化现象。

有时候，不同的生物会拥有相似的适应性性状，比如鲨鱼和海豚都有逐渐收窄（纺锤形）的体形。鲨鱼属于鱼类，而海豚是哺乳动物，两者的亲缘关系很远。在这个例子中，纺锤形体形这一适应性性状并不是由这两种生物的某个共同祖先传下来的，而是由它们分别独立地进化出来。在很多情况下，相同的适应性性状甚至可以由更多种完全不同类型的生物分别独立地进化出来（金枪鱼的体形差不多也是这样，甚至连鱼雷都是这种形状的）。发生趋同进化现象的原因是，纺锤形体形最适于提高速度，对隶属进化树上不同分支的水下捕食者来说，这正是最适合它们快速游动的体形。

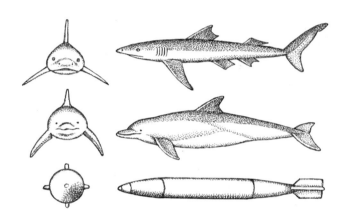

趋同进化的另一个实例是吸血。水蛭、臭虫和吸血蝠这三种动物分属三大类，却都拥有各种适于吸血的适应性性状，如隐蔽的行动方式、小巧的身形、尖利的"牙齿"，还都能随唾液释放抗凝血物质。[1]

---

[1] 趋同进化最显著的实例应该是昆虫、翼龙、鸟类和蝙蝠的翅膀。这四类动物分别独立地进化出了翼状前肢，并使其发挥出了相似的功能，即抵御重力，飞上天空。鳃也是趋同进化的产物，这种进行气体交换的器官被多种脊椎动物和无脊椎动物分别独立进化出了很多次。

如同上文所述的水下捕食者的纺锤形体形和吸血动物隐蔽的行动方式，循环系统也被不同类型的无脊椎动物独立地进化出来过好几次。不同动物的循环系统"泵"及其相关的血管表现出的功能在本质上是相同的，也正是因此，就算这些动物本身的亲缘关系并不近，它们的循环系统也存在着许多相似性。同时，由于不同类型的无脊椎动物的进化起源不同，它们的循环系统在外形特点上也有着天壤之别，关于这一点我们将在下一章探讨。在无脊椎动物中，有的只有一颗心脏，有的长有多颗心脏，还有的没有心脏，它们的循环系统也分为开管式和闭管式，我们将很快对这个特征进行详细分析。

类似地，进化起源也能解释为什么不同脊椎动物器官系统的差异性没有那么大。多数科学家都认为，所有脊椎动物的循环系统都可以追溯到一个共同祖先，很可能是生活在距今5亿年前的一种无颌鱼类。[①]因此，某些古脊椎动物的适应性性状，在所有现生的脊椎动物体内也都能看到，尽管经历漫长的进化历程后相应结构的许多其他方面可能已经发生了改变。这里所说的改变让不同的脊椎动物得以适应不同栖息环境的特定需求，比如：鱼进化出了有两个腔室的心脏，而哺乳动物、鳄鱼和鸟类进化出了有四个腔室的心脏。不过，古脊椎动物循环系统的基本蓝图，即动脉、静脉和一颗有腔室分隔的心脏，直到今天还没有本质上的变化。关于这个话题，让我们在后文再展开分析。

① 有趣的是，昆虫和脊椎动物确实共享一些特定的调节基因（生物基因蓝图中的一些片段），这表明全部生物的循环系统有可能拥有一个共同祖先。

鲨：蓝色血液与夺命美食

我和你们不一样。我有不一样的构造，我有不一样的
大脑，我有不一样的心脏。

——查理·辛

我流着属于洛杉矶道奇队的蓝色鲜血！

——汤米·拉索达

在马萨诸塞州的纪念碑海滩上，有一条全新的船舶下水滑
道，大理石和水泥打造的滑道占据了一片扇形区域。差不多100
英尺（30.48米）外的地方，还有一条旧滑道和它并排，长得一
模一样，虽然旧了，但看起来完全能用。

"建这条新滑道之前，当地人没提意见吗？"

这个问题是我的老朋友、无脊椎动物学家莱斯利·内斯比
特·斯特劳当面提给丹·吉布森的。吉布森年过古稀，但身体硬
朗，在马萨诸塞州法尔茅斯市郊的伍兹霍尔海洋研究所研究神经

生物学。那时候，我和莱斯利正在美国新英格兰地区为一本书做调研，匆匆离开了新罕布什尔州的海滨小镇大湾，也就5分钟前才刚刚在这里遇到吉布森。

当时，吉布森正在沙地上寻找着什么东西。"我住的地方离这儿几英里，"他回答说，"当我听说这里要建新滑道的时候，他们已经建好了。"

说完，他又重新做起了脚边的工作，给我们指了指沙子中的一小片半月形洼地。吉布森拿起一个塑料罐，小心地将沙土盛起来运走。他往下挖了大约5英寸（12.7厘米）的深度，朝我们咧嘴笑了笑，然后用手掏了个小洞。用中指在洞里试探了几下之后，他挖出来了一团带点儿蓝色调的灰色小珠子。

那是美洲鲎（*Limulus polyphemus*）的卵。美洲鲎是鲎科现生的四个物种之一，外表就像一片盔甲底下长着小爪子，从墨西哥的尤卡坦半岛到美国的缅因州都有分布。每年一到春夏之交，它们就会踏上"朝圣之旅"，从深海游到近海潮间带的沙滩上。此时，雌性美洲鲎顺着海流来到沙滩，扒开沙土做窝，然后趴在窝里产卵。吉布森讲解道，鲎对产卵的地点很挑剔，因为它们的窝需要在涨潮时被海水淹没，退潮时被太阳晒干并保温。我们之前在大湾也观察过鲎，知道雄性的鲎体型比雌性小20%~30%，而且成群结队，像一堆横冲直撞的小头盔。雄鲎互相推搡，争着想要一个交配的位置，努力爬上雌鲎的后背，像个瘤子一样"挂"在伴侣的壳上。一旦准备停当，它就会处在最佳位置，把牛奶般的精液排在雌性身下的卵堆上。每次涨潮，雌鲎都会产下

2~5堆卵，总数可达4 000枚，然后掉头返回深海，等待下次潮水再来释放爱情的信号。吉布森告诉我们，繁殖季节结束后，一只雌鲎平均可以产下大约8万枚卵。

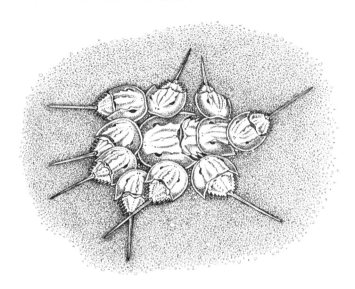

　　每年，鲎的交配之旅都会吸引无数好奇的游人来到大西洋的海滨，但我和莱斯利其实是来研究鲎的循环系统的。准确地说，是鲎的心脏和它独特的血液。而且，虽然鲎的狂欢听起来热闹，但我们这次旅程的基调其实挺严肃的——这种古老的生物如今正处在生死存亡的危机之中，而究其原因，正和我们来到马萨诸塞州海滨想要探究的鲎的生物特性有关，即循环系统和血液。

　　丹·吉布森把沙土中的发现给我们看了看，然后仔细地把卵堆放回了他刚挖开的小洞里。让我们记住卵长什么样子之后，他又分给我和莱斯利一人一个塑料罐，让我们俩去寻找别的鲎窝。于是，我们两个首先搜索了一遍那条延伸到浅滩里的水泥滑道。那条滑道少说也有100英尺长，搜索完之后我俩又立刻决定去沙子更深的地方看看。我看向周围，纪念碑海滩最长的一段沙滩旁边有一座停车场，当时时间接近正午，停车场里停着十几辆汽车。人们坐在车里，都是想停下来吃顿午饭，或者想看着海景抽支烟的。

我和莱斯利站在沙滩上看见了这么多东西，却唯独没看见鲎的窝。沙滩上就算有，数量肯定也不会多，至少在吉布森吩咐我们寻找的范围（旧船舶滑道旁边的区域）里一个都没有。

几分钟后，我们俩和吉布森会合了，他也是一脸沮丧的样子。他给我们讲解道，最适合鲎产卵的50码（约45.7米）沙滩范围被船舶滑道的建筑工人铺满了棒球大小的石块和水泥，而且鲎越来越难到达那片沙滩了。

"旧滑道周围的区域风平浪静，适合鲎产卵，沙滩其他区域的海浪就汹涌得多。从深海游上岸的鲎一般都会排成一条与海岸线平行的队，集体行动，找到最佳的产卵地点。"吉布森说道，"只有正好面朝旧滑道登陆的鲎才能到达旧滑道那块沙滩，其他鲎就算想赶过去，也会被新滑道挡住去路。"

鲎这个物种是出了名的坚强。它们的化石记录可以追溯到4.45亿年前，比恐龙的出现还要早2亿年左右。那个时代，节肢动物大家族"人丁兴旺"，三叶虫也是这个门类的成员之一，活到今天的却只剩下鲎一类了。我们可以说，它们是最知名的古代无脊椎动物。你很难再想出其他活得像鲎一样久的动物了，所以它们也被称为活化石。

但也正因为如此，吉布森等研究鲎的生物学家对这个物种的前景感到尤其悲观。除了生态环境被破坏以外，还有许多其他因素都在威胁着鲎惊人的"长寿纪录"，其中甚至包括它们自己独一无二的心血管系统。

鲎的卵在大约两周后即可孵化出微小的幼体，而幼体则需要10年左右的时间才能长成性成熟的成体。它们的卵和幼体都是多种鱼类和候鸟的重要食物来源，其中包括红腹滨鹬（*Calidris canutus*）这种体态矮胖的鹬科濒危鸟类，因此绝大多数的鲎根本活不到成年。事实上，根据生物学家约翰·塔纳克里迪的说法，差不多300万枚卵里可能只有一枚能孵化出幼体并顺利活到成年。

当欧洲人刚刚踏上美洲大陆的时候，他们发现当地的原住民爱吃鲎肉，还会把鲎的各个部位做成肥料，或者做成工具（比如锄头和鱼叉的尖端）。[1] 等到殖民者在美国东海岸定居下来，他们就开始疯狂地捕捞鲎，捕捞量大到我们今天完全无法想象。举个例子，1856年，在新泽西州仅仅1英里（约1.6千米）长的沙滩上，人们就捕获了超过100万只鲎。这种"断子绝孙"的捕捞方式一直持续到了20世纪。捕捞工人们在等待着肥料工厂派人过来拉走时，把捕获的鲎堆在一起，能堆出一堵齐胸高的"墙"。

以鲎为原料的肥料工厂集中在特拉华湾和新泽西州的海岸附近。20世纪60年代，由于鲎的数量减少以及其他种类的肥料流行起来，这个行业终于垮了，不幸的是对鲎的滥捕滥杀却没有就此停止。1860年前后，美国捕捉鳗鱼的渔民发现，把鲎切碎之后做成鱼饵，特别适合放在捕鳗鱼的陷阱里面，尤其适合用于捕捉体型较大的怀孕雌鱼。后来，到了20世纪中叶，部分渔民又开始捕捞峨螺以增加收入。峨螺是一种大型蜗牛，对切碎的鲎也是爱吃得不得了，[2]所以捕捞峨螺的渔民也把鲎当成饵料的来源，鲎的种群又面临着新的威胁。

直到今天，许多捕捞鳗鱼和峨螺的渔民依然认为鲎是饵料的不二选择，制造饵料的工厂也依然在以每年大约70万只的速度减少着这个物种的个体数量。虽然政府对美洲鲎的捕捞已经实行了全面管控（至少在书面上出台了法律），但偷捕的问题日益严重，[3]官方也无力控制被捕捞的鲎的具体数量。

在亚洲，另外三种鲎①的生存危机更加严重，究其原因却不是沦为鳗鱼的饵料，而是被送进了人类的餐盘。在泰国、马来西亚等地，人们认为鲎的卵有壮阳的功效，许多餐馆因此都把鲎卵列为主菜。

然而，吃鲎的卵（一般是煮过或者烤过的）能带来不少坏处。其中之一就是可能致死。鲎卵食客的死亡一点儿也不安详，死因几乎可以确定是与循环系统的一个重要机制有关的。

河鲀毒素是一种致命的神经毒素，黑寡妇蜘蛛的毒性和它比都是小巫见大巫（它要高出10倍）。河鲀毒素的恶名起源于最

---

① 即南方鲎（*Tachypleus gigas*）、中华鲎（*Tachypleus tridentatus*）、圆尾鲎（*Carcinoscorpius rotundicauda*）。

危险的美食——河鲀鱼肉（加工不当时是有毒的），但因为食用鲨卵而导致河鲀毒素中毒的事件也发生过好几起。河鲀毒素是绝对的危险品，经过消化后，它会积累在肌肉和神经等组织中。虽然河鲀毒素进入神经系统的方式暂不明确，但它可以突破人体的一种保护机制，即血脑屏障，光这一点就足以取人性命。[4]

血脑屏障是一道由一种星形细胞拉起的防线，这种细胞名叫星形胶质细胞。星形胶质细胞是神经胶质细胞的一种，这类细胞的职责是协助、支持、保护和修复神经系统的"大明星"——神经元细胞。星形胶质细胞附着于脑内毛细血管的表面。全身毛细血管的工作都是为组织提供氧气和养分，同时带走代谢

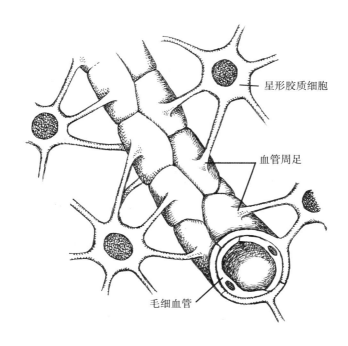

星形胶质细胞

血管周足

毛细血管

废物和二氧化碳，脑内的毛细血管也不例外，但星形胶质细胞能控制这种物质交换，只让部分特定的物质（如氧气、葡萄糖、乙醇）透过轻薄的血管壁。其原理是这样的：它们拥有腿脚一样的结构，即血管周足，血管周足覆盖在血管壁上，能阻挡物质进出。这种机制通常很有用，可以阻挡细菌等有害物质渗出循环系统，防止大脑内精密的神经组织被摧毁。

然而遗憾的是，血脑屏障同时也会阻挡一些有益的物质离开血管进入脑内，抗生素就是其中一种。这也是颅内发生任何感染都非常危急的原因。

"任何治疗神经退行性疾病的手段都会遇到一个很大的障碍，那就是绝大多数药物都突破不了血脑屏障。"不列颠哥伦比亚大学的医学遗传学教授凯利·麦克纳格尼在著作中如是写道。[5]

除了星形胶质细胞，血脑屏障还有其他的组成部分，较为明显的还有一种叫作紧密连接的结构。紧密连接存在于血管内壁相邻细胞之间的接缝处，如果细胞间的接缝松脱了，其后果是很严重的。比如，有的科学家做过研究，发现牙周细菌和阿尔茨海默病的恶化之间很可能存在关联。[6]他们认为牙龈卟啉单胞菌（*Porphyromonas gingivalis*）能够突破血脑屏障，入侵脑组织，途径很可能就是自行穿越紧密连接，或者搭白细胞的"便车"。白细胞有特殊职责，能通过屏障，离开循环系统。大鼠试验证明，牙龈卟啉单胞菌一旦进入大脑就会释放有毒物质牙龈素，干扰一系列重要蛋白质的功能，破坏神经元，加重阿尔茨海默病的症状。感染这种细菌后，淀粉样物质和牛磺酸这两种特殊的蛋白质就会开始在脑内积累，而人们一直认为这两种蛋白质就是阿尔茨海默病发生的"指示剂"。不过，今天有越来越多的科学家都怀疑这两种蛋白质可能只是机体抵抗牙龈卟啉单胞菌的防御机制，而非阿尔茨海默病的直接成因。[7] 这项尚在进行中的研究在将来很可能会带来重大突破。在美国，阿尔茨海默病已经爬到了第六大致命疾病的位置，杀死的人比乳腺癌和前列腺癌加起来还多。①

河鲀毒素也是能穿透血脑屏障的物质之一。爱吃鲨卵的人应该知道，你吃的卵里存不存在河鲀毒素是完全无法预知的。人们认为，鲨在捕食受污染的贝类或食腐时可能会吃下某种细菌，毒素就是这种细菌产生的。河鲀毒素中毒时，一开始的症状通常是嘴唇和舌头轻微发麻，但这也是辣口的泰国菜给人带来的普遍感受。紧接着，食客将会感到脸颊传来一阵针扎般的疼痛感，这时候他们可能才开始觉得事情没有那么简单，但真正的恐怖此时才会接踵而来，中毒症状开始变为头痛、腹泻、胃痛、呕吐。随着毒素传遍全身，食客连行走都困难起来，这是因为毒素阻碍了神经冲动的传导，让四肢的肌肉无法收缩。河鲀毒素甚至还能影响心肌的电信号传导。我们在下文还会讲到，正是心脏的电传导系统负责让心脏有节律地收缩和舒张，也就是维持心跳。

最终，河鲀毒素中毒的患者大约有7%都会死亡。据说，死

---

① 根据2018年美国疾病控制与预防中心发布的最新数据，美国共有122 019人死于阿尔茨海默病。不过，2020年新冠肺炎疫情的死亡人数早已超过了这个数字，阿尔茨海默病的排名下跌到第七名了。

者在最后时刻都是清醒的。要是能重来，他们生前的最后一顿饭宁可去吃放了一周的寿司，甚至去生吞筷子，也绝不会再吃鲨卵或者河鲀肉了。①

可没想到的是，除了被人吃、被搅碎当肥料和被切碎当鱼饵以外，鲎竟然还面临着一种只属于它们的生存威胁。

美洲鲎还有它们在亚太地区生活的三种近亲都属于鲎科，有个共同的俗名"马蹄蟹"，可它们其实根本不是螃蟹。不过，鲎和真正的螃蟹也有共同点——它们都属于节肢动物。节肢动物门是一个非常多样化的动物门类，包括昆虫、蜘蛛和甲壳类动物等，其共同特点是拥有分节的外骨骼，以及开管循环系统——后者对鲎来说至关重要。蓝鲸、人类和另外5万多种哺乳动物，以及鱼类、两栖动物、爬行动物还有鸟类，都拥有闭管循环系统。闭管循环系统和开管循环系统之间有巨大的区别。后文我们还会提及，某些无脊椎动物（比如蚯蚓、章鱼、鱿鱼）的循环系统也是闭管的，但和脊椎动物的闭管循环系统又不一样。

在闭管循环系统中，血液离开心脏流入大动脉，大动脉一级又一级地分支形成一系列细小的微动脉；微动脉进入器官和肌肉组织，遍布其内部和表面，然后在器官和肌肉里继续分支，形

___

① 患者在河鲀毒素阻滞神经的过程中是全程清醒的，⁸因此民族植物学家韦德·戴维斯曾在1983年指出巫蛊师使用河鲀毒素将人变成僵尸，在海地的种植园里当奴隶使用。当然，他的理论很快就被了解河鲀毒素真正作用的人推翻了。

成更细小的毛细血管。毛细血管贡献了循环系统里约80%的血管长度，而且它们能组成毛细血管床——这是一层密集的毛细血管网，是血液和机体进行双向物质交换的场所。在上文中我们讲过，肺或鳃吸入的氧气和消化系统吸收的营养物质可以透过轻薄的毛细血管壁进入周围的组织；同时，二氧化碳、氨等代谢废物也可以扩散进入血液，经由微静脉流入粗大的静脉，最终被带回心脏。

有鳃的脊椎动物，如鱼类、某些蝾螈和全部两栖动物的幼体，会把缺乏氧气的血液送到鳃，让二氧化碳扩散进入周围的水中，同时让水中的氧气扩散进入血液。虽然你不生活在水中，但你肯定也发现了，你的气体交换系统和它们的相比肯定发生了一个巨大的变化，让你可以和空气交换氧气和二氧化碳，而不用进入水中。这个变化发生在哪里呢？就是肺。我们稍后再讨论关于肺的话题。

肺也好，鳃也好，不管通过什么器官吸入氧气，闭管循环系统都有一个共同点，那就是血液永远在其中进行封闭循环。但绝大多数无脊椎动物（包括鲎）不是这样的，它们拥有开管循环系统，其体液（被称为血淋巴，而非血液）虽也通过动脉①离开

---

① 在讲解开管循环系统时，我们使用"动脉"一词只是为了方便，其实并不准确。严格来说，动脉都有一层由上皮组织构成的内壁，被称为血管内皮，但这个结构在开管循环系统的血管中并不存在。为了便捷起见，我们只看血管的功能，把将体液带出心脏的血管称为动脉，将体液带入心脏的血管统称为静脉。

心脏，却不流入毛细血管。在它们体内，血淋巴会从血管中流出，积存在体腔当中，这样的体腔被称为血腔。在血腔里，血淋巴浸泡着器官、组织和细胞，通过扩散作用提供营养，同时接收代谢废物。多数种类的动物也会利用开管循环系统进行氧气和二氧化碳的交换，但在这方面，昆虫是一个明显的例外，关于这一点我们留到下一章再讲。

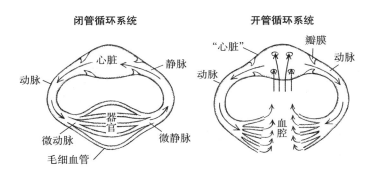

闭管循环系统　开管循环系统

虽然在我们的印象里，鳃和鱼类永远是"绑定"的，但其实许多无脊椎动物也都是用鳃呼吸的，比如鲎。这也是趋同进化的另一个实例：虽然脊椎动物和无脊椎动物的进化道路大相径庭，但它们都利用扩散现象让氧气进入鳃黏膜，鳃的结构也很相似，都像一本打开的书。在所有非昆虫的节肢动物体内，充满氧气的血淋巴都会经由循环系统离开鳃，回到心脏。鲎还会在这个时候让血淋巴进行一次额外的转变，从牛奶般的白色转变为漂亮的浅蓝色。

鲎及其他几种无脊椎动物，比如头足类（章鱼、乌贼等）、贝类、龙虾、蝎子和狼蛛等，都拥有这样的"蓝色血液"，因为它们的血液中含有血蓝蛋白。血蓝蛋白是一种内含铜元素的蛋白质，平时溶解在血淋巴中，在遇到氧气时可以与氧气结合。铜被氧化后变蓝，因此血淋巴在离开鳃之后也就整体变蓝了。这个化学过程和铜制的自由女神像表面生锈后变成蓝绿色同理。

除了上述几种拥有蓝色血液的特例外，其他具有循环系统的动物，其血液中携带氧气的分子基本上都是血红蛋白。在血红蛋白中，氧气和铁离子而非铜离子结合。血红蛋白和血蓝蛋白还有一点不同：血红蛋白并不是"自由漂流"在血液当中，而是被一种特殊的细胞（红细胞）所携带。[1] 红细胞的寿命约为4个月，终其一生，它们都会带着血红蛋白在循环系统中"奔跑"。血红蛋白含铁而不含铜，它们在氧化后不变蓝而变红，红细胞也因此得名。含有氧气的血液颜色变红，这个氧化反应和铁栅栏暴露在空气中生锈时变红同理。

你可能想问，为什么人类和其他脊椎动物的血液不是蓝色的呢？答案很可能和体型大小以及携带氧气的效率高低有关。动物的体型越大，需要的氧气就越多，而血红蛋白更有能力提供足够的氧气。每个血红蛋白分子可以携带4个氧气分子，而每个血蓝蛋白分子只能携带1个，所以经年累月，血液中含有血红蛋白的动物逐渐进化出了更大的体型。

在这里我们说一句题外话，提醒你一个和血红蛋白有关的安全隐患。人类总能遇到一个严重的问题：血红蛋白与一氧化碳

---

[1] 除了存在于红细胞中以外，血红蛋白也存在于其他一些细胞中，比如前文提到过的大脑中的星形胶质细胞。

结合的能力，比它与氧气结合的能力更强。一氧化碳是一种无色、无味的气体，常常由汽车发动机、燃气装置（如燃气热水器）、炉灶等设备释放，血红蛋白与其超强的结合能力让即便是少量的一氧化碳也尤其危险。说真的，如果你自己家里没有一氧化碳报警器，或者你知道亲朋好友家里没有报警器，那就先放下书赶紧去买一个吧。

我在这儿等你回来……

好了，刚才我讲到哪儿了？

在人类等动物的闭管循环系统内，血液流经上、下腔静脉，从全身直接流回心脏。这个过程发生在一个心动周期中的心脏舒张期。心室收缩以强迫其中的血液射出心脏的阶段叫作心脏收缩期，之后心室放松就是心脏舒张期。由于鲨的循环系统是开管式的，没有静脉，充满氧气的血液离开鳃进入心脏的途径有所不同，它会首先进入一个包围着心脏的体腔，即围心腔[①]。

那么，血液进入围心腔之后，要怎么进入鲨的心脏呢？首先，它们的心脏是由好几根具有弹性的翼状韧带悬吊在围心腔内的，这些韧带沿着心脏的长边排列，能把心脏外壁固定在外骨骼的内侧。在心脏收缩期，翼状韧带像橡皮筋一样被拉长，积攒弹性势能。心脏收缩完毕，泵出全部血液后进入舒张期，心肌放

---

① 需要注意的是，上文提到的拥有闭管循环系统的动物也有包围着心脏的体腔，即心包腔，但作用完全不同，若血液流入心包腔会出现致命的严重问题。

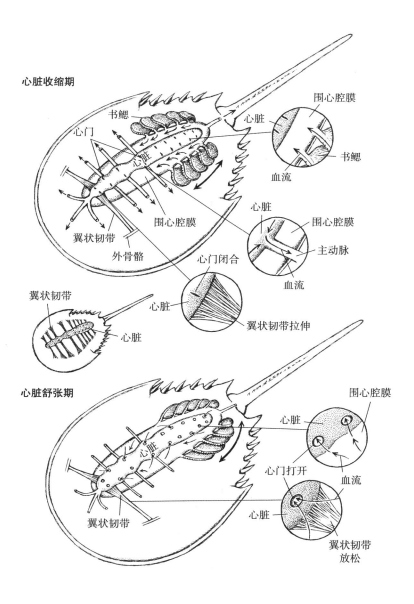

心脏收缩期

书鳃
心门
心脏
心门
围心腔膜
翼状韧带
外骨骼
心门闭合

围心腔膜
心脏
书鳃
血流

心脏
围心腔膜
主动脉
血流

翼状韧带
心脏

心脏
翼状韧带拉伸

心脏舒张期

心脏
翼状韧带

围心腔膜
心脏

心门打开
血流

心脏
翼状韧带
放松

松，韧带的弹性势能就会将心脏"拉"回收缩前的大小。

与此同时，随着心脏的容积增加，心脏内的心门重新开放。这是心脏内类似瓣膜的结构，成对出现，积存在围心腔中的血液会通过心门重新注入心脏——从血压较高的围心腔运动至血压较低、刚刚排空的心脏。就这样，围心腔和心脏交替排空、注满的过程不断循环。

真是一个简洁的系统。不过，新罕布什尔大学动物学教授、研究鲨的专家温·沃森告诉我和莱斯利，鲨的循环系统也得到了另一个器官系统的协助，而且对其方式我们相当熟悉。他们发现，鲨特有的书鳃会前后摆动，其节律正好和血液进入围心腔同步。

沃森向我介绍血液循环机制的时候，我回想起了读过的一篇关于马奔跑的论文。那还是20世纪90年代我在康纳尔大学读博的时候。在那篇论文中，功能形态学家丹尼斯·布兰布尔和戴维·卡里尔认为，在腾跃（四肢同时离地）过程中，马的肝脏在腹腔内的前后运动会让其变成一个"内脏活塞"，协助了呼吸的过程，让氧气和二氧化碳的交换更加高效。[9]

马的肝脏和膈肌由韧带连接。布兰布尔和卡里尔假设，当较大的肝脏滑向后方（如下页图A）时，它会拉动穹状膈肌向后移动，膈肌上附着的韧带同样后移。胸腔是容纳心脏和肺的闭合腔室，而膈肌正是胸腔的后壁。这么一来，胸腔的容积就增大了。物理学原理告诉我们，当一个空间增大时，其内部的气压就会降低，因此马体外的大气压突然高于马体内的胸腔气压，空气就会被吸入马的鼻子和口腔，用来中和气压差。这个作用辅助了马吸气，让空气充满肺脏。

耳熟吗？容积与压力的相应变化关系也正是我们的心脏在收缩期能泵出血液的原理。心室收缩导致其内部压力升高，迫使血液泵出。而心脏舒张期正好相反，心室放松时，其内部的压力降低，心室容积增大，由心房流入的血液此时得以充满心室。

了解这一点之后，你就应该容易理解马的"内脏活塞"在呼气时起到的作用了。布兰布尔和卡里尔认为，马的前肢在大步前进（如下图B）时，肝脏也会滑向前方，迫使膈肌向前弯曲。膈肌的弯曲减少了胸腔的容积，其结果你能猜到：增大了胸腔内的压力，压迫了马的肺脏。其原理类似于你用手把一块海绵里的

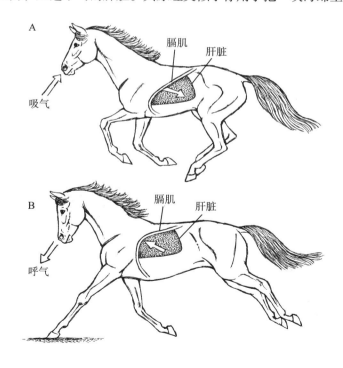

水给挤出来，但这时肺脏向外界排出的不是水，而是充满二氧化碳的空气。[1]

为什么动物会进化出这样的特征呢？在前面我们说过，肌肉收缩是需要能量的。根据布兰布尔和卡里尔的研究，"内脏活塞"最大的好处就是在马高速运动时，它能减少吸气和呼气过程需要耗费的能量。

同理，鲨的血液在返回心脏时也会得到书鳃的协助。书鳃始终前后摆动，在水环境中进行着氧气和二氧化碳的交换。和马的肝脏前后滑动一样，鲨的书鳃前后摆动也能协助其内部的血液进入围心腔，这样将降低只通过单一方式让血液流动所需要耗费的能量。

一直以来，人们都认为由于开管循环系统结构相对简单，其工作是低效的，但我们刚才看到了，鲨的循环系统也有复杂的工作机制。说实话，这种想法无非就是人类针对其他几乎所有不穿牛仔裤、不会用手机的生物的一个偏见罢了。[2]

鲨的循环系统还有一个特有的复杂特征，那就是具有免疫功能。哺乳动物拥有获得性免疫，但无脊椎动物是没有这种功能的。获得性免疫是免疫系统的一部分。哺乳动物体内有一类特化的细胞——淋巴细胞，还有一类特殊的蛋白质——抗体，淋巴细

---

[1] 在人体内，胸腔容积的变化也能改变胸腔内的压力，但这主要是由于膈肌上下移动，而非前后移动。

[2] 我又想起了人们总认为尼安德特人是野蛮的、猿猴一般的失败者，就该被现代人类赶尽杀绝。这种想法是完全错误的。

胞和抗体能够识别和对抗外来的入侵者，例如细菌、真菌等病原体。在入侵者被打败后，获得性免疫应答就会被关闭（或称被"抑制"），只留下一部分具有记忆功能的细胞在循环系统中流动。当相同的入侵者再次袭来时，免疫系统就可以快速地进行应答。这就解释了为什么你不会重复感染相同的流感，因为你已经事先让免疫系统做好了准备，免疫应答会在你再次患病之前就把病原体全部杀死。

虽然无脊椎动物的免疫系统和我们的截然不同，但科学家如今意识到，它们的免疫系统同样很精妙。举例来说，鲎就进化出了自己独特的免疫细胞。虽然鲎的免疫细胞和人类的免疫细胞完全不一样，但它们实打实地拯救了无数人的生命。

人们第一次发现鲎身上的"医学潜质"是在1956年。当年，伍兹霍尔海洋研究所的病理生物学家弗雷德·邦发现，某些特定的细菌能够让鲎的血液形成纤维状血栓。于是他的团队便做出假设，认为这是一种原始的免疫应答形式。[10]最终，他们鉴别出鲎血液中的一种细胞，即变形细胞，它是血栓形成的根本原因。①顾名思义，变形细胞形似变形虫，是一种水滴状单细胞原生动物，长有伪足，也是痢疾的致病病原体之一。

弗雷德·邦以及跟进这项研究的后辈科学家都认为，变形细胞能进化出形成血栓的能力，是因为鲎几乎一生都生活在充满细菌和病原体的泥浆中。它们血液中的变形细胞"军团"能够帮它

---

① 变形细胞在其他一些无脊椎动物（如某些陆生蜗牛）体内也存在，[11]而且同样能对血源性毒素产生应答，形成血栓，但少有人研究。

们屏退外来入侵者，把病原体困在一团胶水一样的黏液里，阻止其散播疾病。

正因为如此，鲎不仅拥有了抵抗疾病的能力，还能在身体受到严重外伤时存活下来。即便是看起来十分致命的伤口，也会迅速被变形细胞产生的血栓封堵起来。就算一只鲎刚刚被船舶的螺旋桨切掉了一块拳头大小的甲壳，它也能负伤前行。这种独一无二的防御系统和愈伤系统很可能就是鲎能在地球上保持将近5亿年的长寿纪录的原因之一。它们整整挺过了5次全地球范围内的生物大灭绝。

今天我们已经探明，变形细胞发挥作用靠的是鉴别病原体内的有毒化学物质——内毒素。内毒素是革兰氏阴性菌所拥有的毒素，革兰氏阴性菌包括大肠杆菌（*Escherichia coli*，引起食物中毒）、沙门菌（*Salmonella*，引起伤寒和食物中毒）、奈瑟菌（*Neisseria*，引起脑膜炎和淋病）、流感嗜血杆菌（*Haemophilus influenzae*，引起脓毒症和脑膜炎）、百日咳鲍特菌（*Bordetella pertussis*，引起百日咳）和霍乱弧菌（*Vibrio cholerae*，引起霍乱）等。

奇特的是，内毒素本身其实与这些细菌能引起的疾病无关，它们也起不到保护作用，比如细菌无法将内毒素释放出来对抗"敌人"。这些大分子物质是细菌细胞壁的主要组分，帮助细菌建立其内部与外界环境的物理边界。内毒素也叫脂多糖，因为它们的结构是一个脂肪分子附着在多糖分子上。内毒素只有在细菌死亡、裂解或溶解（免疫系统对抗革兰氏阴性菌的手段）后才会给宿主带来麻烦。那时候，细菌内部的物质就会被释放出来，细胞壁上的内毒素也会进入外界环境。

因此，宿主虽然击败了致病菌，但战斗仍未停止。血液内的内毒素能迅速让宿主发烧，这是人体针对外来入侵物质的自卫反应之一。我们将导致发烧的物质称为致热原，致热原如果让体温升得太高、持续时间太长，就会造成严重后果（比如大脑损伤）。除了发烧，免疫系统的过度反应还会引起其他许多症状，这也是新冠肺炎疫情暴发以来，医务工作者们一直都在被迫处理的问题。在最严重的情况下，内毒素可以导致患者发生内毒素休克，这是一系列症状的合称，包括心肌和血管壁损伤、致命的低血压等。

在沙滩上搜寻过鲎的卵堆之后，我和莱斯利又陪着丹·吉布森回到了伍兹霍尔海洋研究所的实验室。吉布森已经在那里准备好了鲎的血液显微镜涂片，我们立刻观察起鲎的变形细胞来。

"细胞里全是小颗粒。"我看着细胞中的"小沙粒"说道。

"那些都是蛋白质组成的颗粒，名叫凝固蛋白原。"吉布森讲解道。顾名思义，凝固蛋白原可以导致血液凝固，形成血栓。"变形细胞即便只遇上极微量的内毒素，也会释放凝固蛋白原。凝固蛋白原很快就能转化成胶水一样的凝块。"

由于内毒素能让人体产生致命的免疫应答，从20世纪40年代开始，制药工业就在测试其产品中是否含有内毒素了。有时在生产过程中，内毒素会意外渗入产品。最初人们想到的测试方法之一是家兔热原检查法，后来这种方法成了行业标准。操作过程是这样的：首先测试实验用家兔的基准肛温（这项工作一听就得让"新来的"去做），然后由实验员给家兔注射测试用药，注射的部位通常是最易操作的耳部静脉。最后每30分钟记录一次肛温，持续3小时即可。如果家兔发烧，就证明某一特定批次的药品中含有内毒素。

家兔热原检查法费时费力且备受争议，自从发现鲎的血液能在遇到内毒素时凝固这个性质后，20世纪60年代末，弗雷德·邦的同事、血液学家杰克·莱文就发明了一种替代家兔实验的化验方法。[12]本质上，莱文就是切开了鲎的变形细胞，收集凝血物质，即鲎变形细胞溶解物（LAL）。科学家发现，LAL不仅能用来检测药品和疫苗中的内毒素，甚至还能用来检测注射器、导管等医疗器具。灭菌操作虽然能杀死医疗器具上的细菌，却有可能意外地留下内毒素，给后续接受医疗处理的患者带去隐患。

这一发明虽然让兔子群体松了口气，却让鲎群体的精神紧绷了起来，尤其是伍兹霍尔海洋研究所的另一名科学家马不停蹄地成立了一家生物制药公司，开始以工业规模抽取鲎血。很快，大西洋沿岸又开了另外三家公司，把提取LAL做成了价值数百万美元的大生意。但工业生产的结果就是，事到如今，每年会有将近50万只鲎被捕杀，[13]其中许多都是在繁殖季节被捕的。大多数鲎会被转运至工厂规模的实验室，转运时并非被暂养在冷海水箱中，而是被扔在卡车的车厢里。到达工厂后，等待着它们的是头戴面罩、身穿罩衣的工人。工人首先用消毒水把它们清洗个遍，然后把它们铰链式的甲壳掰弯（"腹部屈曲体位"），排成一行，把鲎挨个绑在金属长桌上，最后再将大口径的注射器直插入它们的心脏。这么一来，像牛奶一样黏稠的蓝色血液就会自动流入下方的玻璃收集瓶中。这种操作一直要持续到血液停止流动为止，通常一次会抽取大约30%的血液。[①]吸血鬼德古拉伯爵怕是都要心生嫉妒了。

虽然在理论上，这么一场折磨不至于要了鲎的命，而且法律规定人们必须把它们"返还"到捕捉时的大致区域，但普利茅斯州立大学的神经生物学家克里斯·沙博收集的数据表明，大约20%~30%的鲎会在"捕捞—采血—放归"约72个小时的过程中死亡。

"很明显，鲎用鳃呼吸，可它们在采血全过程中都是离开水的。"沙博对我和莱斯利说道。见到他的时候，我们俩正在新罕布什尔大学的杰克逊河口湾实验室采访他的同行、动物学家温·沃森。

沙博解释称，还有一点也很重要，就是没人知道"放血"会不会在鲎被放归后对鲎的健康状况造成短期或长期的影响，甚至连它们被放归后活不活得下来都不知道。1998年起，大西洋沿岸州海洋渔业委员会（ASMFC）就开始正式对鲎的种群数量进行管控，但限于各类政策[14]，他们始终无法从制药公司获得鲎的死亡率数据。想到这些，沙博便开始带队试图检测采血的操作对鲎在放归后产生的影响。为此，他和学生们捕获了少量标本，

---

① 可能是注射器影响了血液回流入心脏，所以每次抽血只有位于心脏内的血液和由于重力流出的血液可以被抽取出来。

并模拟了鲎在制药工厂中所面对的一切。

沙博的团队观察到实验鲎出现了精神萎靡和定向障碍的现象。他们认为这是鲎在失去血液后，无法再给身体提供足够的氧气导致的。"重新补满它们失去的变形细胞和血蓝蛋白需要花费好几周时间。"他对我们说道。

沙博同时说明，经历过漫长的流水线上的一天后，鲎体内起到保护作用的变形细胞被大量抽走，其愈伤能力降低，此时将它们放归充满革兰氏阴性菌的环境中，后果是很严重的。

沃森同样认为，三天离开水的生活，外加大量失血，对鲎来说是十分致命的。同时，他补充道，鲎通常是在繁殖季节被捕捞的，而且一般都在抱对发生前，因此死亡率的升高对未来种群的数量也有潜在影响——尤其是体型更大的雌鲎，在捕捞时更受人们青睐。再加上鲎这个物种的生长期很长，这种影响很可能要过10年才会显现出来。大西洋沿岸州海洋渔业委员会的数据显示，美国纽约州和新英格兰地区鲎的种群数量已经明显减少了。[15]

沃森和沙博都表示，人们完全可以采取一些并不复杂的措施，降低鲎的死亡率，在不伤害LAL工业的前提下维持鲎的种群数量。第一，我们应该延迟捕捞的时间，等到繁殖期结束后再捕捞。第二，他们建议人们在将鲎运入和运出实验室时使用冷水水箱，而不是把它们堆在卡车车厢里或者轮船甲板上——整个环境又热又干。两位专家解释，这么做不仅能防止鲎"中暑"，也能防止它们书鳃上书页状的膜结构干透。

通过与沃森和沙博谈话，我可以明显感到他们非常理解

LAL对医学界和其拯救的患者的重要性，他们想做的只是帮助鲎这个物种活下去而已。鲎在人类出现之前就早已开始应付各种生存危机了，可人类又在它们需要面对的威胁里加上了环境污染、生境破坏和滥捕滥杀。

沃森和沙博二人提出的建议确实能在很大程度上降低鲎的死亡率，但在捕捞时，鲎还要面临另一个风险，这个风险和它们的神经节有关。神经节是一小团神经元细胞，位于心脏上方，可以激发和控制鲎的心跳。神经节的工作就是刺激心脏的每个部位，让它们对微弱的电脉冲信号产生回应，按正确的顺序收缩。

虾等甲壳动物和蚯蚓、水蛭等环节动物都有这种神经源性心脏。神经源性心脏和人类等脊椎动物的肌源性心脏区别巨大。肌源性心脏的搏动无须神经节、神经等外部结构刺激，刺激心肌收缩的源头是一小片特殊的肌肉组织，被称为心脏起搏点，其位置就在心脏内部。

神经源性心脏没有类似的起搏点，这很可能就是阿兹特克人的绘画从来不描绘祭司杀死龙虾或者鲎，然后高举刚挖出来的、仍在跳动的心脏的原因。只要一斩断神经源性心脏与控制它的神经节之间的连接，心脏就立刻停止搏动了。

正因为有了起搏点中的起搏细胞，人类的心脏才能够自发产生一系列连续的电信号。人类的心电信号起源于右心房当中的窦房结，然后经由非常精确的传导通路传遍整个心脏。心电信号的传导就像一块鹅卵石被丢进水中时水面上泛起的波纹，首先从右心房传导至左心房——心房即位于心脏上方（心底）的两个腔，然后开始向下传导至心室。此时，另一组起搏细胞——房室结——会把信号的速度降低，造成短暂的延迟，让心室充满血液。从房室结传出的信号继续向下传导，最终传至心尖。随着心电信号的传导，构成心室的心肌就会接受刺激，进行收缩。

虽然我们的肌源性心脏能够自发地激发搏动，但仍有一组神经控制着它的跳动速率和收缩强度。这组神经就是迷走神经和

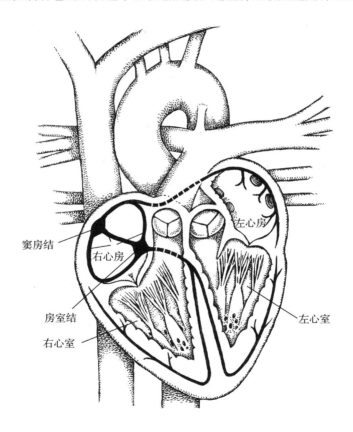

窦房结

右心房

左心房

房室结

右心室

左心室

心加速神经，迷走神经减缓心率，至于心加速神经你可以顾名思义。它们都是自主神经系统的一部分，这个神经系统控制着大量不需要你的主观意志参与的生理活动。

自主神经系统可分为两大类神经，第一类是交感神经。交感神经让你为真实的或想象中的威胁做好准备，做出一系列反应，包括提高心率、升高血压等。这些反应通常也被称为"格斗－逃跑反应"（或战或逃反应）。随着心率的提高，自主神经系统也会让大脑和腿部肌肉的血供增加。交感神经会向相应区域的血管发出信号，让血管开始舒张（增大内径），与此同时，指挥向消化道和肾脏供血的血管收缩，将血液"调走"。[①]之所以这样安排，是因为当你面对灰熊的攻击，或在想象中即将当众演讲的时候，消化麦片和排尿的功能相对来说就没那么重要了。[②]相反，腿部的血管变粗，从而有额外的血液供向腿部肌肉，可以让你为冲刺做好准备；而增加大脑的供血，是为了让你好好想想如果逃跑没用，你该怎么办。

第二类神经是副交感神经，用来应对日常场景（没有灰熊攻击你，也不需要当众演讲的场景），是自主神经系统中负责"休息与镇静"的部分。副交感神经降低心率，将血液带回在格斗－逃跑反应中被忽视的器官，包括消化系统和泌尿系统等。

有趣的是，如果控制自主神经系统的神经被损坏，或其

---

① 增大或减小血管中的血流量靠的是放松或收缩血管壁上的平滑肌。

② 记住，自主神经系统会对真实的和想象中的威胁做出同样的反应，这就解释了为什么你在看精彩的恐怖电影时也会产生格斗－逃跑反应。

信号阻滞（河鲀食客要注意了），人的心脏是不会停止跳动的——那样的话，人很快就没命了。这种情况下，窦房结会接手调节心率的工作，在心脏内部将心率调整为每分钟约104次。[16]

鲨遭遇注射放血的问题在于，它们的心脏没有自我调节心率的能力，其跳动的节律只由上方的神经节调节。

沃森解释道，鲨的神经节能激发运动神经元，使其释放神经递质谷氨酸盐，与心肌沟通。谷氨酸盐就像一把钥匙，能匹配心脏表面上特定的锁，即受体。神经递质与受体结合后，就会让心肌细胞收缩。[①]

"问题在于，"沃森说道，"如果你把针头插进鲨的身体抽血，无意中碰到了心脏神经节，那基本上就是给它判了死刑。"

"也就是说，在生物医药工厂里给标本放血的工人，他们在插入针头时必须考虑心脏神经节的位置，对吧？"

沃森摇摇头，说："比尔，我感觉他们可能都不知道心脏神经节这种东西的存在。"

为了尽可能做到公平，我也联系了市面上处理鲨血的几家主流制药公司。在邮件里，我罗列了自己的职业证明，然后解释称我完全理解LAL工业的重要意义，想从动物保护和工业开发两个方面来讲述这个故事。但一开始每家公司都保持沉默。

最终，有个我以前的学生，他的"朋友的朋友"能让我和生物制药公司的人直接搭上线，于是我重新发了封邮件，并确保

---

① 移除神经递质（神经递质被输送回运动神经元），可以使肌肉放松。

邮件内容里提到了我学生的名字。很快，他们就给我回了封言辞温和的信，向我道歉说公司规定不能进行现场采访，而且为了保护专利，也不能让任何人进入鲎被放血的房间。但同时，公司在回信里向我保证鲎的生存条件非常好——简直被他们说得有点儿太好了，甚至让我感觉他们中有人后续还会继续跟进这件事，让我放心，一切正常。

我还挖出了另外一家公司提前写好的一份声明。它反驳了两类"误导性的言论"：第一，美洲鲎的种群濒危。第二，LAL产业是造成鲎死亡的主要原因。该公司的结论与多篇经过同行评议的科学论文背道而驰，称鲎的种群数量不但稳定，甚至还稳中有升。这个结论似乎是从特拉华湾水域中得来的，那里有保护措施，的确让鲎的种群数量有所回升，但声明忽略了大西洋沿岸其他地区种群数量的下降。声明同时指出，制药公司对鲎的死亡只有很小的影响，还配了柱状图，用来显示真正的"凶手"——峨螺和鳗鱼捕捞。捕捞峨螺和鳗鱼的产业对鲎的威胁确实不小，但它们被指认为首要原因也真是冤枉。

不过，我从生物学家约翰·塔纳克里迪那里了解到，我们在鲎的保护方面也取得了一些很不错的成果。塔纳克里迪是莫洛伊学院环境研究和近海监测中心的主任，他带队在长岛南岸的一座牡蛎养殖场里培养了美国唯一的美洲鲎圈养种群，虽然规模不大，但在当地起到了不错的效果。除此以外，他还在争取让联合国把美洲鲎认定为"世界物种遗产"。然而，即便这些目标能实现（可能性并不高），塔纳克里迪也依然认为如果出现以下情况，鲎很可能会面临区域性灭绝，甚至是更惨痛的后果：第一，饵料工业和制药工业对鲎的捕捞没有节制，至少没有被政府更好地管控；第二，人们依然把鲎当成"异国美食"；第三，因人类发展或环境污染，鲎的关键栖息地——尤其是繁殖地点——持续遭到破坏。

或许，想要解决鲎的生存困境，最好的办法来自新加坡生物学家丁雅凌（Jeak Ling Ding，音译）在20世纪80年代做的研究。[17]她把鲎体内负责使LAL对内毒素产生强烈反应的DNA（脱氧核糖核酸）注入了一种微生物体内。制药公司能利用酵母菌大量生产人类胰岛素，靠的就是这种基因重组技术。在鲎血细胞中负责凝血功能的物质叫C因子，最终，丁雅凌的研究团队鉴定出了负责C因子功能的基因，并以病毒为载体，将C因子基因注入了人工培养的昆虫肠道细胞（此类实验的常用细胞之一）。完成重组后，昆虫细胞就成了一个个"微型工厂"，可以不断制造LAL。丁雅凌的重组C因子检测试剂专利在2003年获批，但制药公司对此并不感兴趣。当时向市场供应重组C因子检测试剂的只有一家公司，而这家公司一直在等待美国食品药品监督管理局（FDA）的审批。因此，制药产业根本就懒得改变生产方式，毕竟从鲎身上直接提取出来的LAL已经在市场上成功应用了几十年。

好在最近，市面上出现了第二家生产重组C因子的公司。虽然绝大多数LAL制药公司仍不理会这种新的检测试剂，但这家公司已经开始把它和传统的以活鲎为原料的试剂一起销售了。对全世界的鲨保护者来说还有一个好消息，就是制药业巨头礼来公司开始使用重组C因子对其生产的新药进行质量检测。我们只能期待这将成为彻底变革的开始，内毒素检测技术能变得没有"侵略性"；也希望有朝一日，让鲨在实验台上"上吊"并抽取它们血液的残忍做法能像家兔热原检查法一样，被新技术淘汰。①

---

① 遗憾的是，2020年以来，各大制药公司都开始急切地寻找预防或治疗新冠肺炎的方法，对检测内毒素的鲨血制剂的需求飙升，对非侵略性新型检测技术的开发也就暂时被束之高阁了。

从昆虫到长颈鹿：
平衡重力和氧气的艺术

> 当一只昆虫的体型增大时，其对氧气的需求增长与其体长增长的立方成正比，但其体内供氧器官的增长只与体长增长的平方成正比……因此，魔斯拉体内还得再长出许多根气管，才能让它拥有充足的氧气供应。
>
> ——迈克尔·拉巴贝拉，《电影怪物的生物学》
> (*The Biology of B-Movie Monsters*)

在上文中我们讲到过循环系统与呼吸系统相互配合的关系，当你知道许多无脊椎动物（尤其是绝大多数的昆虫）其实不用循环系统携带氧气和二氧化碳时，你可能会感到吃惊。它们通过被称为气门的小孔吸入富含氧气的空气，然后让空气经由一连串越来越细的管道（气管和微气管），最终抵达身体组织。空气排出的过程和吸入过程相反，此时氧气已被吸收，二氧化碳取而代之。氧气吸收和二氧化碳排出的途径都是扩散作用。

这套气管系统能够解释为什么许多昆虫在没有其他动物那

样的循环系统与呼吸系统相配合机制的情况下，依然能维持活跃（甚至有时候过度活跃）的生活方式。[1]有意思的是，昆虫的循环系统与呼吸系统或许也曾一度互相配合工作过。有些昆虫（如石蝇）的血淋巴中就有携带氧气的血蓝蛋白，这说明某些古老昆虫种类（基群①）的血液可能还要负责气体交换，[2]但在后来的进化过程中，气门接手了这项工作，于是血液失去了这个功能。在另一项研究中，人们发现蝗虫胚胎的血淋巴中存在含铜的血蓝蛋白，但在孵化后的发育过程中，血蓝蛋白又消失了，这也成了支持该理论的另一个证据。

除此以外，昆虫的循环系统如此特殊还有另外一个非常令人意想不到的原因——它们没有心脏。

没有心脏，循环系统该如何工作呢？和鲨等许多拥有开管循环系统的动物一样，每只昆虫都有一条背血管，沿着昆虫的身体中线纵跨全身，上面开有心门，也就是我们上一章中在鲨的心脏上见过的血液入口。②因此，这条背血管自己就差不多具备了心脏的功能，富含营养物质的血淋巴从心门流入，在肌肉组成的血管壁收缩时排出。血淋巴离开背血管后就会流入全身的血

---

① 基群（basal group）就是一类生物中靠近其进化树基部的类群。基群可能已经灭绝了，例如蜻蜓目中的"巨无霸"——古蜻蜓，但也有可能是现生生物，比如我们马上就要讨论到的昆虫类的基群双尾虫。

② 在我们继续讲述之前，我要澄清一下"背"的定义。请你趴在地板上，假装自己是一只昆虫，或者蚯蚓，或者其他什么长有四条腿、趴在地上的生物。此时，你的身体和地板接触的那一面叫作腹面，而面向天花板的那一面叫作背面。希望你没有趴在室外，让所有路人都能看到。

腔，与大脑和各个主要器官接触。然后，血淋巴继续流向身体后部，将营养带给后端的器官，同时将代谢废物运输至排泄系统，再从消化系统那里"装配"新一批营养物质。最后，在身体的运动以及位于翅、触角、附肢等器官内的另一些"小心脏"的帮助之下，血淋巴回到背血管，在两次收缩之间心门开放的时候重新流入。

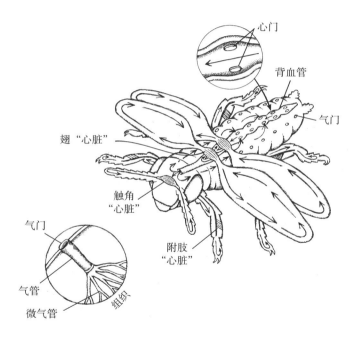

器官系统的"一专多能"在昆虫身上还有一个实际的体现。在背血管收缩时，其内部产生的压力还可以帮助昆虫维持身体形状，辅助运动、繁殖、蜕皮（脱去外骨骼）和孵化等行为。同时，这个开放系统也具有循环系统的一个更为传统的功能，即为机体提供备用能量。昆虫有一个化学能"仓库"，叫作脂肪体，循环系统能将其中储存的能量带到器官，在昆虫进行飞行等耗能行为时，满足器官的代谢需求。[1]

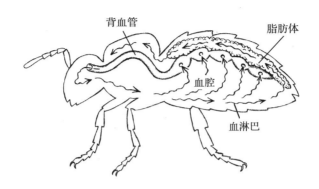

但其实上文讲解的循环系统还是太过笼统了。昆虫纲（以及从中单分出来的另一个规模较小的纲，下文将这两个纲合称为昆虫类）有将近100万个已知的物种，许多物种的循环系统也有令人费解的差异。其中一例就出现在昆虫类的一个基群——双尾虫（双尾目）身上。双尾虫的背血管中有一种特殊的瓣膜，可以让血液在其中改变流向。我们在之前讲解人心脏瓣膜脱垂时说过，血液倒流是人体的绝对禁忌，但对双尾虫来说，可以双向流动的血淋巴能够更有效地到达头尾两端。[3]大多数昆虫的背血管都很难把血淋巴泵到身体的一些"远端"（比如附肢、翅或者触

---

① 整个动物界都是同理，当机体需要利用储存的脂肪时，会先将脂肪拆解成富含能量的脂肪酸分子，然后由循环系统将脂肪酸运送至需能区域。在需能区域，细胞会拆开脂肪酸分子之间的化学键，将释放出的能量用于各种目的。

角），双尾虫却进化出了这种独特的解决办法。其他昆虫更为普遍的做法是退而求其次，在这些"远端"的器官中进化出了几个辅搏器（上文提到过的"小心脏"）。辅搏器是肌肉组成的小"泵"，里面没有真正心脏的各种"零件"，只能辅助血淋巴进入长而中空的器官，如附肢、翅和触角。要是没有辅搏器，这些器官内部的血供可能就难以保持充足了。有意以此为论文课题的昆虫学专业学生请注意：关于辅搏器的工作原理，人们还有许多没弄清楚的地方。

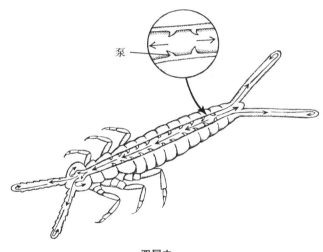

泵

双尾虫

血淋巴流入昆虫的开管循环系统之后，它们要如何防止血淋巴倒流呢？通过双尾虫的例子你可能也看得出来，开管循环系统防止血淋巴倒流的机制和闭管循环系统基本上差不多。而不少容易积存污水的地下室中也在使用同样的一套机制。

不管在哪儿，这套机制的起点都是一个泵。这个泵可以是一根能收缩的背血管，可以是一颗心脏，也可以是地下室污水泵里的电动马达。污水泵的原理和动物心脏的原理一样，把能量（污水泵用的是电路或电池中的电能）转化为机械能（污水泵中为电动马达的运动，比如扇叶转动）。转化来的机械能可以用来做功，比如让水坑里的污水克服重力被抽走。地下室里总有这样的坑，污水可能出于各种称不上令人愉快的原因积存在里面。如果水泵的力量够强，污水就能被水泵抽上来，通过管道排放到你邻居家的院子里。如果你把电源断掉，或者污水离水泵太远，重力就会把污水重新往下拉。但如果你的水泵品质好，水就不会流回地下室，这是因为水泵里装配有阀门，让水只能往外侧一个方向流动。

所以，血管也是这个样子的吗？

本质上确实是这样的，只不过它不会把血液送到你邻居家的院子里，你身体里也不会有地下室里的坑罢了。

在上文中我们讲到过，和脊椎动物相对统一的心脏相比，无脊椎动物的"循环系统泵"在形态和功能上差异巨大。把血液泵出至全身的器官可以是蚯蚓那种膨大的、能搏动的血管，可以是鲨那种管状的心脏，可以是囊舌虫那种囊状的心脏，也可以是蜗牛那种具有多个腔的心脏。有些无脊椎动物（如头足纲的枪乌贼）甚至拥有闭管循环系统，其中包含多个心脏，结构和功能各不相同。我们在书中无法尽述所有动物的循环系统，因此只能挑出几个耐人寻味的实例来讲讲了。

严格来说，蚯蚓及其他环节动物门的动物没有心脏。它们有5条能够搏动的血管，被称为动脉弓、假心脏或者围食道血管（如此命名是因为这些血管围绕着食道）。和昆虫一样，蚯蚓的循环系统和呼吸系统之间没有重合的部分，也就是说，蚯蚓的血淋巴不会携带氧气和二氧化碳。环节动物没有管道式的呼吸系统供气体通行，它们通过薄而潮湿的皮肤直接与外界进行气体交换，这一过程叫作皮肤呼吸。请注意，正因为蚯蚓通过皮肤进行呼吸，所以它们在充满雨水的泥土中是会溺死的。这就是为什么在下雨的晚上，它们宁可冒着被早起的鸟儿或者渔民捕获的风险，也要钻出泥土，跑到外面。

进行皮肤呼吸的动物通常皮肤上都有一层黏液，空气中的氧气通过扩散作用透过表面的表皮层，进入一层复杂的毛细血管网，进而深入下方的真皮层。[①]透过真皮层后，充满氧气的血液会流进一条更粗的、覆盖动物全身的背血管。背血管有规律地收缩，推动血液前行至动脉弓。动脉弓互相平行，环绕着环节动物身体的前端，并以一种同步的、海浪般的方式顺次收缩。这种收缩方式叫作蠕动。你的食道把食物向下推，胃搅动食物，小肠推

---

① 真皮层和位于体表的表皮层最大的区别在于真皮层内布满血管，代谢也很旺盛。对许多生物来说，表皮层最主要的功能就是作为生物与外界环境之间的物理屏障，而且表皮层最外层的细胞通常在死亡后才能达到功能上的成熟。容易想见，在蚯蚓及其他进行皮肤呼吸的动物（如蛙类）身上，表皮层是非常薄的。

动食物在其中运动，这些运动方式都属于蠕动。

在蚯蚓体内，蠕动收缩还会把充满氧气的血液向下推，使其流入腹血管。流入腹血管的血液进而分散进入毛细血管，流向全身的器官。最终，耗尽氧气的血液再通过毛细血管网汇总到背血管，[4]在蚯蚓体内完成一次闭合式循环——这种血液循环方式也让蚯蚓成了拥有闭管循环系统的无脊椎动物经典实例。

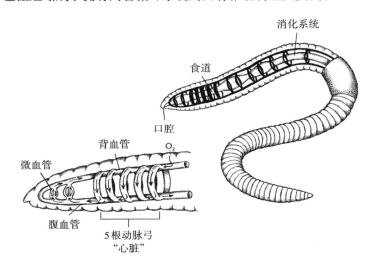

消化系统
食道
口腔
背血管
O_2
微血管
腹血管
5根动脉弓
"心脏"

如今，人们已经发现了很多证据，证明脊椎动物的心脏很可能就是从动脉弓这种蠕动的血管进化而来的。不过，脊椎动物的心脏肯定不是由今天的蚯蚓体内那种循环系统进化来的，这毋庸置疑。[①]

枪乌贼、章鱼等头足纲的动物没有5根一模一样的动脉弓，

---

① 突然想起，如果你从刚才我说明腹面/背面时开始到现在都还趴在地上，请你快坐起来吧。

但其心脏也不是"独生子"，而是"三胞胎"。"三胞胎"中的前两颗被称为鳃心，用来接收从全身流回的缺少氧气的血液。鳃心收缩，缺少氧气的血液就会被推入鳃。鳃从周围的海水中获取氧气。血液重新充满氧气后离开鳃心，进入"三胞胎"中的第三颗，即体心脏——只有它才能把血液泵至全身。闭管循环系统的工作效率高，很可能是在进化过程中对头足纲动物典型的好动习性做出的适应。头足纲动物头脑聪明，借助喷气推进的方式前进，还拥有高超的捕猎技术，因此和体型相仿却"好逸恶劳"的诸多生物比起来，它们需要的氧气量更大。

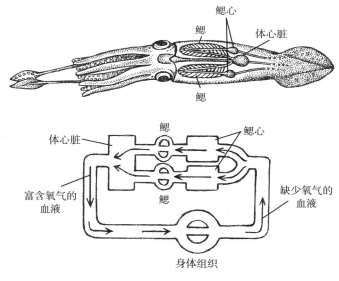

头足纲动物的闭管循环系统

说到这里，我应该提醒你，许多不专门从事科学的人在谈及动物界的时候常常会犯一个错误。观察到昆虫、蚯蚓和枪乌贼循环系统的天壤之别后，人们很容易判定某种动物的循环系统"优于"其他动物，同时认为所有动物的器官系统和人类相比都是"低等"的。在20世纪中叶以前，就连许多科学家都这么想。也正因如此，早期的科学文献不管讨论什么话题，里面都充满了人类"征服"或者人类"到达巅峰"之类的溢美之词。但我们不应该把非人类生物的循环系统自动看作"二流的"或"有缺陷的"，反而应该意识到每种生物的循环系统在功能上都是平等的，每一种循环系统都经历了上亿年的演变，能够满足其主体对营养、代谢废物和气体的交换需求，也能适应其主体栖息地的环境条件。

还有一点，所有的器官系统都是不完美的。大多数都只是生物体之前就拥有的结构的改良版罢了，有时候甚至是不同的器官被拉到一起，共同承担一项新工作。进化过程通常都不是"发明新东西"的过程，而是对已经存在的结构进行的"修补"——对这个进行一些调整，给那个找点儿新工作。记住这一点，你就知道即便有的生物的循环系统相对简单，有的生物的循环系统更加复杂，也没什么了不起的，重要的是，所有生物的循环系统都能很好地完成任务。

不过，开管循环系统的功能确实是有其"上限"的。所有的器官系统都必须顺应基本的物理规律，以及物理规律施加在生物体身上的种种限制。换句话说，生物不可能进化得无所不能。举例来说，奶牛那么大的动物是不可能飞起来的，因为会飞的动物都要遵循空气动力学。对拥有开管循环系统的动物来说，这样的限制也非常明显，尤其是对生物体型的限制。物理规律证明了苍蝇长不到鹰那么大，鲎也长不到小汽车那么大。大型动物体内的细胞太多了，开管循环系统养活不了那么多细胞，就这么简单。

究其原因，很大程度上也与扩散现象有关。在闭管循环系统中，复杂的毛细血管网重叠交织，为血液和身体组织之间的气体、营养、代谢废物交换提供了巨大的表面积。开管循环系统就没有这种条件。我们已经讲过，拥有开管循环系统的生物通过血腔进行气体和物质的交换。所有怀揣"猛犸梦"的鲎，很遗憾，你们的血腔壁就是没有足够的表面积，没办法养活由无数细胞组成的、一层又一层的组织。

重力是限制开管循环系统的另一个因素。拥有开管循环系统的生物都长不成长颈鹿，就是出于这个原因。这是因为开管循环系统里的"泵"进化到现在依然力量不够，不能让血液克服那么强的重力，从而被抬升到足够的高度，因此它无法支持动物长到长颈鹿那么高——其实连人的高度都支持不了。

长颈鹿是现生的、最高的哺乳动物，雄性长颈鹿能长到18英尺（约5.5米）高，脑袋能够到树冠。为了将血液推进脑袋，它们的心脏能产生整个哺乳动物家族中最高的血压，正常情况下，可达280/180毫米汞柱左右。这个数值是人类血压（通常为110/80毫米汞柱）的两倍还多。我会在下文继续讲解长颈鹿的循环系统，但现在我们要暂停一下，先说明一件事情，它很重要，但人们常常搞不清楚。

有些读者可能不知道我刚刚提到的血压数值是什么意思。

第一个数字代表心脏将血液泵向全身、心室收缩时，心脏向血管施加的压力，称为收缩压。第二个数字代表心肌放松、心室充满血液时，心脏向同样的血管施加的压力，称为舒张压。和气压计等压力测量装置同理，血压也可以通过水银柱的高度表示出来。将水银倒入不封口的U型玻璃管中，当玻璃管的一端有压力存在时，管中的水银柱就会被抬升。在气压计中，这个压力是由空气施加的，而在血压计中，这个压力是由不断收缩和舒张的心脏施加的。

众所周知，人类发生高血压（通常指血压高于120/80毫米汞柱）会危及生命。最近还有研究表明收缩压和舒张压都是预测心脏病、卒中等心血管疾病的重要指标，①但这个问题我们还是留到以后再讨论吧。

盲鳗也拥有惊人的血压，但和长颈鹿的情况正好相反。这类海生动物虽然叫"鳗"，可它们并不属于鳗鱼，有"鼻涕蛇"的称号但不是蛇，还常常登上"地球上最恶心的生物"排行榜，但这些应该都和它们的血压无关。盲鳗拥有所有脊椎动物中最低的血压，数值在5.8~9.8毫米汞柱。说它们恶心，很可能是因为它们会钻进大型动物的尸体进食，在遇到危险时，还能在一瞬间

---

① 近期的一项研究指出，高血压能显著增加患者出现痴呆症状的风险。5与此同时，虽然血压低听起来似乎比较健康，但低血压（血压低于90/60毫米汞柱）也能引发许多健康问题，如意识模糊、眩晕、昏厥。严重的低血压能致人休克，甚至死亡。

吐出一大桶黏液。盲鳗和陆地上的鼩鼱可以说就是两个极端。鼩鼱根本没有一刻能闲下来，而盲鳗的代谢耗能极低，就连这世上最懒的人和它们比起来，都像是刚喝完咖啡提神的奥运会选手。

盲鳗的进食方式如此令人毛骨悚然，所以看到韩国人把它当壮阳食品来吃的时候我还挺惊讶的。韩国人捕捞盲鳗的方法可"远不如飞蝇钓那么精巧"，想钓盲鳗，你得按如下的方法：把一头奶牛尸体身上连上钓线，①然后让它下沉几百英尺深，直到触及满是泥沙的海床，给绳子的另一头系上一枚浮标，最后回家等着就行了。大约一周之后，你就可以回到原处，拉出奶牛尸体并割开肚皮，收集"战利品"。理想状况下，一次捕捞你就能收获数十条盲鳗和好几磅重的盲鳗黏液。它们的黏液由蛋白质构成，里面有纤维，这些纤维比人的头发丝还细，却比尼龙还要坚韧。

与长颈鹿和人不同，盲鳗等绝大多数水生动物受重力的影响较小。这主要是因为盲鳗（或者任何鱼类）周围的水密度较大，能够为它们提供一个向上的力（浮力）来抵抗重力。空气的密度比水小，空气给陆地动物提供的浮力就很小，因此我们才不得不时时刻刻受到向下的重力的制约。重力甚至还能拿来解释为什么静脉血在从腿、脚等肢端回流时常常会出问题，就算你的心功能正常也一样。这是因为毛细血管床中的血压远低于身体其他部位的血压，一般会低20毫米汞柱左右。物理学告诉我们，一片区域的表面积越大，压强就越低，而毛细血管床的表面积可比

---

① 如果你买鱼饵的商店里不卖奶牛，你也可以准备一桶死鱼，在桶壁上戳几个洞。

其源头的动脉和微动脉大多了。如果血液进入毛细血管时压力不下降，动脉血很可能会冲破毛细血管极薄的血管壁。可问题是，血液在离开毛细血管后压力依然很低，如果毛细血管位于你的脚趾，那血液就更难克服重力回流到心脏里了。

因此，人类进化出了一种辅助静脉血流出下肢以返回心脏的机制。这种机制源于小腿部肌肉的收缩，包括腓肠肌、比目鱼肌等。小腿部肌肉的肌腹（肌肉中部粗壮的部分）围绕着部分静脉，是血液从足底返回心脏的通路。当这些肌肉收缩时（比如你弯腰指向脚尖时），就会压迫静脉以及在静脉中流动的血液，进而增加血管中的血压（想象一下挤压细长的水球），驱使血液向上流动，返回心脏。这种机制叫作"骨骼肌静脉泵"，每时每刻不间断工作，因为小腿部肌肉中的无数肌纤维总在规律地轮流收缩，无须你主观控制。

可以想象，四条修长的腿能给长颈鹿带来多少循环系统的问题——但我们等一下再来讨论这个，因为静脉血回流问题最严重的地方，永远是它们6英尺（约1.8米）长的脖子。在长颈鹿低头喝水的时候，你可以想象到，血液很可能积聚在长颈鹿头部的静脉当中。但幸好它们的两根颈静脉（将缺少氧气的血液从头部带回心脏的血管）里各有大约7个瓣膜，这些瓣膜共同阻止了这种情况发生。你家水泵里的阀门能防止污水从地下室里被抽走后再落回水坑，同理，在长颈鹿低头时，瓣膜也能防止流走的血液落回大脑中。除此以外，长颈鹿颈静脉壁中的肌肉比大多数哺乳动物多，血管壁肌肉的收缩也能提供额外的力，在长颈鹿低头时帮助静脉血"爬升"。

与此同时，对这些最高挑的哺乳动物来说，动脉面临的问题又和静脉大不相同了。你可能会以为，在长颈鹿低头时，本身压力就比较大的动脉血会在重力的牵引下急速"俯冲"，落入大脑，但其实不然。流经颈动脉的动脉血流至颈部上半部分时会进入一层致密的动脉网。动脉网能增加血管的表面积，降低血压。耳熟吗？这就是你的血液在毛细血管床中降压的方式。通过这种机制，动脉网就能防止长颈鹿在低头喝水时头部的血压骤增——毕竟它们喝水的姿势会让大脑一下子比心脏低出十几英尺。等到长颈鹿的头重新抬起来时，其颈部的动脉网被压缩，动脉网中的血液就会被挤压出来，送入大脑。

刚才我还提到了长颈鹿面临的另一个问题，即修长的腿。还是因为重力，长颈鹿腿部动脉的血压可以高达350毫米汞柱。[6]一般来说，这么高的血压会让四肢十分容易发生水肿。水肿就是体液的异常聚集，在血浆冲破轻薄的毛细血管壁进入周围组织时就会发生。不过，在长久的进化过程中，长颈鹿已经解决了这个问题，它们的腿脚都长出了厚厚的、紧绷的皮肤。这其实和我们人类穿弹力袜的原理是一样的，即通过降低肢体血管中的血流量来预防水肿。[①]

----

① 一条真正和脚有关的脚注：如果一个成年人的鞋号突然变大，这很可能表示他的脚发生了水肿。此时他应立即前往医院检查，因为水肿可能是心脏问题的表征。比如，血压升高会迫使血浆渗出毛细血管进入周围组织，造成周围组织肿胀。

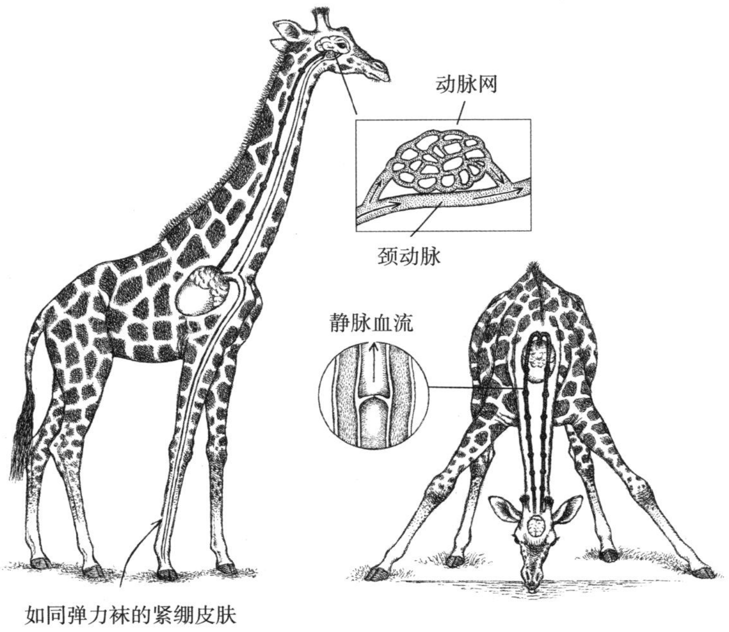
动脉网
颈动脉
静脉血流
如同弹力袜的紧绷皮肤

在其他长有长脖子的动物（如獾㹢狓、骆驼、鸵鸟等）身上，你也可以发现类似的、与血压相关的适应性性状，这些都是趋同进化的实例。显然，长得高带来的也不全是好处，而经年累月的进化则会改动许多以往的“标准化身体结构”来应对随之而来的挑战。

我还想接着聊聊大型生物这个话题。在我们生存的这个世界中，物理规律制约着万物，这也证明了我童年时代看的许多电影中的怪兽在现实中都不可能存在。我首先想到的就是魔斯拉，那只和飞艇一样大的蛾子。诚然，在体型小、质量轻的昆虫身上，开管循环系统完全够用，但在前文中我们讲过，这种循环系统不适用于大型动物。不过我要强调，例外也是有的。

这些例外里最常见的就是约120种帝王蟹（石蟹科）。石蟹科动物体重可达18磅（约8.2千克），腿脚全部展开，身体能有差不多6英尺（约1.8米）长。还有一种水生的大型动物叫大砗磲（*Tridacna gigas*），其贝壳的宽度能超过4英尺（约1.2米），重量可达550磅（约249.5千克）。大砗磲能长到如此之大，都源于它们相对"安稳"的生活方式（固着），能量消耗低，因此能量需求也低。[①]

然而帝王蟹则不然，它们的生活方式更加活跃。支持它们长到如此体型的主要原因是它们生活在水下。在海底，重力对动物的制约力远不及陆上。重力当然也会作用在帝王蟹的身上，但由于浮力的存在，将帝王蟹向下拉的合力就减弱了很多。这意味着在水环境中，帝王蟹站立和行走所需的能量少了很多，仅靠开管循环系统就能满足其对营养物质和能量的需求。但由于陆上的浮力比水下小得多，如果你把帝王蟹放在沙滩上，它就无法在重力全力压制身体的情况下活下来了。

综上所述，没错儿，体型的制约确有例外，但这种制约在动物界中确实可以说是广泛存在的。动物界的多样性，有时连这

[①] 和一般人的想象不同，大砗磲对人类并没有威胁，它们的贝壳开闭动作极慢，根本夹不住你的肢体。就算它们真的想夹你，它们也是双壳纲中唯一一种无法完全闭紧双壳的动物。

方面的专家都难以预料。①

从双尾虫的双向血管，到乌贼的"三胞胎"心脏，无脊椎动物通过循环系统展现出了惊人的多样性。虽然对科学家来说，软组织留下的化石证据远远不如贝壳和骨骼那么易于研究，但可以明确的是，在不同的动物类别中，各种循环系统都始终在演变着。我们可以探究不同种类动物之间的关系，也可以讨论循环系统内各个器官的职责，但鉴定血腔、辅搏器等循环系统组织，甚至是充溢其中的血淋巴的进化源头，依然是一个难题。

在下面几章中，我们又要说回脊椎动物了，它们的进化之路更易追寻，因为脊椎动物的循环系统模型就这么几种，而且鱼类、两栖动物和陆生脊椎动物（如爬行动物、鸟类、哺乳动物）之间的演变过程都有清晰的化石证据。毕竟，现生的脊椎动物不过65 000种左右，而无脊椎动物，单是甲壳虫一类的种数就有脊椎动物的5.5倍那么多。当然，在脊椎动物从水生向陆生演变的过程中，其循环系统也发生过很大的变化，出现过许多变异，而这些变异正好向人们展示了脊椎动物面对的各种制约和做出的应对。从幽暗如墨的海洋深处，到直插云天的山巅猎场，都少不了脊椎动物的存在。

---

① 我个人最喜欢的一个证明动物多样性的实例就是甲壳虫有超过35万个品种。我小时候就知道这个了，常常让我惊叹诺亚往方舟上搜罗物种的能力。仅次于此的问题是，谁来清理大约3 000只啮齿动物（大约有1 500种啮齿动物，每种都有一只雄性和一只雌性登上方舟）留下的烂摊子？

登上陆地：
脊椎动物的双循环与四腔室心脏

拥有发达的大脑、狂野的想象力、伟大的思想固然是
好事，但一个人若只有这些，却没有一根坚强的脊梁，也
是没有用的。

——乔治·马修·亚当斯

我在纽约长岛的南海岸长大，小时候没少去邻近的港口和
沙滩上钓鱼。蓝蟹、河鲀、比目鱼我都抓过，我还在家附近的码
头和船坞里捞到过无处不在的"橡胶小桶"——海鞘。海鞘附着
在墙壁和礁石上，捞它们一点儿意思也没有。在被人捞起来查看
的时候，海鞘常常会从身上漏斗般的小孔里喷出一股水流。我偶
尔也会把它们捞起来看看，那个时候我完全没想到，从进化的角
度看，我们拿着渔网和聚光灯辛辛苦苦抓来的蓝蟹和这些状似小
桶的生物之间的亲缘关系，竟然比这些"小土豆"和我们人类的
亲缘关系还远。

"原索动物"不是一个正式的动物分类，但我们常用它来指

代虽然还没长出真正的脊椎，却最接近脊椎动物的几类动物。原索动物全部水生，包括形似蝌蚪的文昌鱼（头索动物），还有"橡胶小桶"海鞘（被囊动物，旧称尾索动物）等。从外观上看，你可能很难相信海鞘成体和蓝鲸，甚至和人类有什么亲缘关系，但科学家认为，海鞘的幼体很可能会帮我们还原出脊椎动物祖先的模样。从现在开始，我就要给你们讲讲我们这些原始的原索动物亲戚，了解它们结构简单的管状心脏如何演变出多种多样的形态。蓝鲸和我们人类的四腔室心脏就是这么进化出来的，而我们如今却快要一手造成蓝鲸的灭绝。

　　海鞘的幼体和成体在外观上毫无相似之处。海鞘幼体身材细长，用尾巴推动身体前行，整体看上去有点儿像蝌蚪——尽管它们的游泳速度永远赶不上真正的蝌蚪。过去，人们甚至以为海鞘的幼体和成体是完全不同的两种生物。时机成熟时，它们就会附着在船坞的墙壁或者其他类似的基底上（见下页海鞘幼体和成体的示意图），身体逐渐变为胶状，尾巴消失，并长出入水孔和出水孔。发育成熟后，海鞘就开始营固着生活，过滤起海水中的浮游生物和腐殖质为食。

　　这种生活方式从自由到安稳的过渡虽然有意思，但还不是最绝的。海鞘身上最迷人的地方还数它们的心脏。德国马克斯·普朗克学会生物化学研究所的科学家安妮特·黑尔巴赫等人认为，海鞘的管状心脏很可能是所有脊椎动物心脏的"祖先"，因为它也有一套电传导系统，和脊椎动物的心脏一样，能自主发生有节律的跳动。黑尔巴赫的团队发现，海鞘的心脏"从一端将搏动传导至另一端，¹静止一会儿，然后又从另一端开始搏动起来"。[1]他们还发现，海鞘心脏表面的细胞能够对心跳做出反应，减少物质分泌，这一点也和前面讲过的人类等脊椎动物的心脏起搏细胞很相似。

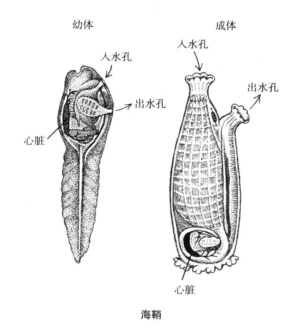

幼体

入水孔

出水孔

心脏

成体

入水孔

出水孔

心脏

海鞘

我先跑个题，简短地纠正一个关于进化的观点：请读者不要错误地认为我前面提到"祖先"的时候是想说某一种海鞘自己慢慢变成了地球上的第一种水生脊椎动物。不是这样，而是现生海鞘的某种远古祖先已经积累了足够多的适应性变异（如发育成

---

① 这似乎和双尾虫独特的双向血管瓣膜一样，是一种改变血液流向的方式。这些推动血液双向流动的不同方法也是趋同进化的实例。

熟后不再营固着生活，而且在背侧长出了起支撑功能的棒状结构），恰好人类在5亿年后发现了它们的化石。观察过后，人类判定：这种物种已经不再符合原索动物的定义，而应该被划入脊索动物①的范畴——最有可能被归为一种远古鱼类。

鱼类、两栖动物和爬行动物的出现算得上是地球上最精彩绝伦的自然历史故事了，一切都要从约5亿年前的大海深处说起。现在市面上详细讲述这个故事的书籍太多，我个人特别推荐尼尔·舒宾的《你是怎么来的》。在我们这个地球上，灾难过后总能留下休养生息的时间，而休养过后，灾难又将降临。在这个过程中，进化的力量让脊椎动物从水下走到陆上，从屈居高温、缺氧的浅水水塘，到蹒跚地一步步将海洋、陆地和天空全部占领。但为了达到这一目的，远古鱼类的器官发生的变异——尤其是循环系统和呼吸系统发生的变异——还需要进一步进化。

顺着刚才的纠正继续说，我也请读者不要认为鱼类自己缓慢地变成了半水生的两栖动物，然后两栖动物缓慢地变成了"旱鸭子"，登上陆地变成了爬行动物和哺乳动物。正因为抱着这种错误观点，很多不了解生物学知识的人才会问为什么现在的黑猩猩不能进化成人。简言之，生物进化的机制不是这样的。

科学家认为，生物由水上陆的过程应该是这样的：首先，

---

① 脊索动物之所以被如此命名，是因为在它们生命中的某个阶段会出现一种叫作脊索的棒状结构，沿着它们身体的背部延伸。脊椎动物是迄今为止最大的脊索动物，它们的脊索在很大程度上已经被脊柱所取代，只有椎间盘软骨内发现了脊索的残留痕迹。

一个规模较小的鱼类类群（如今被称为希望螈）长出了简单的肺，使它们的循环系统能够与大气进行气体交换。希望螈的肺是从其体内对抗重力用的"气囊"，即鱼鳔演变而来的。除了鲨鱼和身体扁平的魟鱼、鳐鱼之外，所有鱼类都有鱼鳔。起初，肺让这些远古生物得以在一些低氧的潮湿环境（如沼泽）中生存，短粗的叶状鳍也能帮助它们在这样的浅滩中蹚水前行。希望螈通过大口吞下空气的方式，借助鳃吸入氧气，然后将氧气充满鱼鳔。鱼鳔内布满致密的毛细血管网，此时，扩散作用就将氧气带进了体内进行循环。

在水陆两栖的脊椎动物真正出现（大约3.75亿年前）之前，提塔利克鱼就已经短暂地登上过陆地了。这种鱼类的头部有点儿像鳄鱼，鱼鳍又短又粗。它们给自己的鳍开发了一个全新的功能——行走。马的祖先之所以能存活并繁衍生息，靠的是吃别的物种不吃的食物；同理，提塔利克鱼及其后代在陆地上找到了不少食物。那时候，其他脊椎动物都还生活在水里，陆地上完全没有提塔利克鱼的竞争对手。利用其他生物无法利用的资源，这成了生物在进化过程中取得优势的一大秘诀。马进化出咀嚼草的能力是如此，提塔利克鱼登陆也是如此。容易想见，鱼类成功登陆后，陆生物种的多样性迅速提高，部分脊椎动物最终进化成了半水生、半陆生的两栖动物，然后两栖动物进化成了只在陆地上生活的爬行动物；再后来，部分爬行动物继续演变，又被我们划入了哺乳动物的分类。然而，绝大多数的鱼类直到今天都没有发生本质的变化，还是鱼类。除了蟾胡鲇、弹涂鱼等极少数例外，鱼类从不会离开水体。但它们在水下可也没闲着。从古至今，从浅浅的泥塘到最深的海沟，鱼类早已称霸了地球上的各类水环境。

在所有的脊椎动物中，鱼类的心脏和无脊椎动物的心脏是最接近的，这让人们得以一窥最早的脊椎动物心脏可能的结构。最值得注意的是，鱼类的心脏只有一个心房和一个心室，因此它们的循环系统只有一条循环路径，不像其他脊椎动物一样拥有心和肺两条相对独立的循环路径。

虽然鱼类的心脏只有一个心房和一个心室，但血液在进出心脏的时候也会经过另外两个隔室结构。这四个腔室几乎是排列在一条直线上的。从身体流回心脏的静脉血首先进入静脉窦——一个血液暂留的大腔体，然后流入壁层较薄的心房。心房

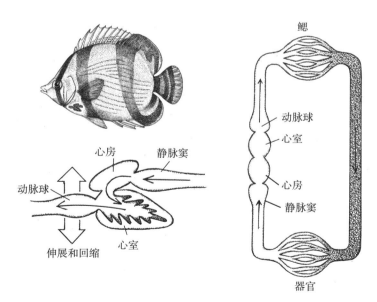

鱼类的心脏

收缩，将血液压入壁层较厚的心室，最后血液经过动脉球流出心脏。动脉球的形状通常像个鸭梨，由平滑肌和有弹性的纤维组成——这些纤维由弹性蛋白和胶原蛋白构成。心室收缩时，血液流入动脉球，动脉球壁伸展，增加容积。充满血液后，动脉球壁回缩，将血液泵出心脏，以恒定的节律和压力泵至鳃。心室已经舒张了，可动脉球还在工作，这一点对鱼类至关重要，因为鳃是很柔嫩、轻薄的器官，要是没有动脉球，心室的收缩会导致泵出的血压骤然升高，那就很可能会把鳃给冲垮。

这种有弹性的动脉壁好处十分明显，因此它挺过了进化的选择，在哺乳动物的心脏中依然存在。我们人类最粗的几根动脉也因此被称为弹性动脉。和鱼类的动脉球类似，弹性动脉的动脉壁富含弹性蛋白。[①] 除了血管壁，由弹性蛋白构成的弹性纤维也常见于皮肤等处。在哺乳动物体内，弹性动脉的一个实例就是主动脉。左心室收缩时，主动脉内充满血液，动脉壁伸展。紧接着，动脉壁在回缩的同时释放能量，将左心室射出的血液进一步推离心脏。

老人（或者其他年龄较大的哺乳动物）常常罹患动脉硬化，也就是有弹性的大动脉发生硬化、失去弹性的疾病。动脉硬化的病因有很多，例如纤维化，即器官针对损伤做出的一种病理反应，血管内有弹性的、可收缩的组织逐渐被无弹性的纤维组织替代。血管钙化也是动脉硬化的一个常见诱因。钙化的意思是身体

---

① 与弹性动脉相比，肌性动脉的动脉壁中就没有那么多弹性纤维，反而是平滑肌更多，存在于中膜层。

组织内的钙沉积物积累，若积累于血管壁内就是血管钙化。要是失去了弹性动脉，心脏就必须加倍努力地工作才能将血液运输至全身，因此动脉硬化常常会导致严重的心脏疾病。

动物由水生向陆生的转变（即便只是向半陆生的转变）对器官变化的要求是很高的，这些要求最终让两栖动物长出了具有三个腔室的心脏（两个心房、一个心室）。虽然缺少氧气的血液和富含氧气的血液在这唯一的心室中会出现些许的混合，但这种三腔室心脏结构还是被大多数爬行动物继承下来了。

在大部分两栖动物体内，缺少氧气的血液从全身流入右心房。与此同时，通过鳃或肺吸入的充足氧气，随着通过皮肤呼吸被充入部分氧气的血液流入左心房。两栖动物的皮肤薄而潮湿，皮下布满血管，因此部分氧气可以通过扩散作用透过皮肤，进入体内。虽然缺少氧气的血液和富含氧气的血液会在唯一的心室内出现混合，但依靠皮肤的呼吸功能，以及心脏内的一系列瓣膜和褶皱（能在一定程度上起到区隔两种血液的作用），这种混合倒也不会产生什么大碍。对一些生活在潮湿环境中的小型脊椎动物来说，皮肤呼吸非常高效，甚至已经成了某些动物唯一的呼吸方式（如既没有肺也没有鳃的无肺螈）。

蛙、蟾蜍、蝾螈等两栖动物的生命中至少有一部分时光是在水下度过的（有些两栖动物甚至几乎终生都生活在水下），但爬行动物就没有这种需求了，虽然也不排除有海龟等爬行动物重新进化出了水生的习性。但不论是陆生还是水生，爬行动物和两栖动物在循环系统的整体结构上都产生了巨大的差异。爬行动物的鳃已经彻底被肺取代，这是因为它们无须再像两栖动物那样经历一段水生的幼体时期（例如蛙和蟾蜍的幼体——蝌蚪）。科学家最早于19世纪初发现了这两类动物的重要区别，因此将蛙、蟾蜍、蝾螈等动物独立划分为一个纲——两栖纲，与一出生就长有肺的爬行纲动物进行了区分。

从进化的角度看，爬行动物彻底前往陆地生活不无好处。这种生活方式让它们无须再寻找适合交配和产卵的水源。由于没有了幼体发育时期，它们也不需要再去找水塘来"养蝌蚪"了。这么一来，爬行动物就能去离水更远的地方安家，增加了开发新食物的机会，同时也降低了遭遇捕食者的危险。然而，出于同样的原因，爬行动物失去了祖先的潮湿皮肤，因为如何存住身体内的水分并阻止其蒸发成了生死攸关的大事。如今，爬行动物的皮肤通常很干燥，有些甚至还覆盖有鳞片，它们已经无法再进行皮肤呼吸了。

如上文所述，两栖动物和大多数爬行动物确有一个共同特征，那就是它们都拥有三腔室心脏，富含氧气的血液和缺少氧气的血液会混合。这一特征能够证明两栖动物和爬行动物在血缘上比较近。不过即便如此，这些爬虫的心脏也还是有许多细微差异的，[①] 其中最显著的差异就是（非鳄目的）爬行动物心室内有一层墙壁一样的间隔，可以部分区隔心室内的空间。

---

① 尽管科学家将爬行动物和两栖动物区分开来，但许多非科学界人士仍将它们称为"爬虫"（"herps"，是"herpetiles"的缩写，来自希腊语 *herpetón*，意思是"爬行的动物"）。

前面我在讲解完昆虫的循环系统之后进行了绘图归纳。同样地，现在请你集中注意力，仔细看下文的图片。蜥蜴的心房收缩时，两股血流（右心房射出的缺少氧气的血液和左心房射出的富含氧气的血液）同时进入心室左侧。请记住，蜥蜴的心室内有一层不完全的间隔。在心室左侧，缺少氧气的血液贮存在右半部分，富含氧气的血液贮存在左半部分（两种血液就是在这里部分混合的）。心室收缩时，缺少氧气的血液直接通过间隔上的缺口流入心室右侧，继而进入肺动脉（幸好肺动脉是全封闭的），流

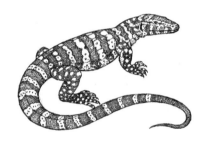

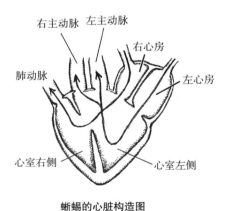

蜥蜴的心脏构造图

入肺；而心室左侧富含氧气的血液则同时进入两条主动脉，流向全身。①

　　然而，爬行动物中有一个特殊的目——鳄目，鳄目动物（鳄、短吻鳄、长吻鳄）的体循环和肺循环是完全分开的。在这一点上，鳄鱼和鸟类相同。其实，鸟纲和爬行纲的亲缘关系是很近的，而且鳄鱼和鸟类是远古的初龙次亚纲动物（其中最出名的当属恐龙）仅剩的现生成员。它们长有四个腔室的心脏，虽然和哺乳动物的心脏还不尽相同，但也非常相似了。

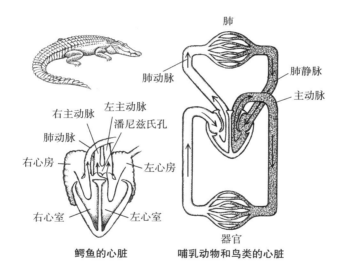

鳄鱼的心脏　　　　哺乳动物和鸟类的心脏

　　鳄鱼、鸟类和哺乳动物的心脏拥有四个腔室，上与下之间有防止血液倒流的瓣膜，左与右之间有完全隔绝的间隔，已经不仅仅是个推动血液流动的"泵"了，而是两套循环通路的共同源

————————————

① 蛇目和龟鳖目动物的心脏构造和血流规律略有不同。

头。首先是肺循环，缺少氧气的血液从全身流入右心房，然后进入右心室，被送入肺。紧接着体循环开始，富含氧气的血液从肺出发，流入左心房，然后进入壁最厚的左心室。左心室收缩，将血液射向全身。这种结构的循环系统避免了富含氧气的血液和缺少氧气的血液混合，血液在充满氧气后，其氧浓度就不会因被缺少氧气的血液稀释而降低。

不过，说到底，不管各类脊椎动物的心脏拥有两个、三个还是四个腔室，也不管富含氧气的血液和缺少氧气的血液在其中是否发生混合，不同结构的心脏都在不同的动物体内充分地发挥着作用。

所有动物想要生存，有一条共同特点是必须拥有的，那就是适应栖息地（生境），也就是它们的生存环境。生物栖息地的环境条件常常变化，有时候变化得很突然，有时候变化得很剧烈，甚至经常变化得既突然又剧烈。对有些动物来说，极端条件就是它们面对的常态，比如沙漠的干燥、雨林的潮湿、山顶的稀薄空气、深海的巨大水压，还有些栖息地的温度和降水条件常有季节性或突然的变化。动物（包括人类）要适应极端的环境条件，其循环系统是至关重要的。正好，动物为了适应这些极端环境做出的许多适应性进化让我们得以更好地理解各类心脏和循环系统的机制，也让我们看到：即便是最复杂、最高效的循环系统，如果超负荷工作也会出问题。如果一颗心脏已经在"带病坚持工作"，继续超负荷工作将会带来灾难性的后果。

在苦寒中蛰伏：
心脏病、恒温与冬眠

冰冷的手，火热的心。

——民间谚语

叫我小熊杰克吧，因为我正处在冬眠当中。

——拉尔夫·艾里森，《看不见的人》

在30年的科研生涯中，我花了大部分的时间来研究蝙蝠。虽然大多数人对蝙蝠都已经没有了刻板印象，不会再认为它们是会飞的吸血老鼠了（这真是太好了，其实蝙蝠有1 400种之多，其中只有3种会吸血，而且它们与人类的亲缘关系比与啮齿动物的亲缘关系近多了），但对很多人来说，蝙蝠依然是神秘的。不过，几乎所有人都知道这类昼伏夜出的哺乳动物基本上都会冬眠。接下来我们就会讲到，冬眠在本质上是动物循环系统应对环境变化的一种策略，因为循环系统运输氧气和养分是很消耗能量的，而它在冬天必须减缓运行，才能适应这段漫长、严寒、找不到食物的时间。

在我着手研究蝙蝠对寒冷的适应之后，有一年，很巧合地，我被另一件事吸引了注意力。那年，气象学家宣布长岛和纽约市遭遇了"危险的极寒天气"。极寒天气之所以危险，有一部分原因是在这种天气下，死于心脏病和低温症（没有心脏病那么常见）的人数通常也会增加。低温症，就是一个人的核心体温低于35摄氏度时出现的症状。

心脏病患者在铲雪时容易发病，这一点并不难理解，尤其是在美国东北部，大雪天气非常常见，有时一场暴雪过后，一条马路上就能积攒几吨重的积雪。科学家认为，心脏病发作概率的增加主要是因为铲雪时的动作，尤其是抬升的动作，会让心跳加快、加重。铲雪和其他体育运动一样能使血压升高，给已经出了问题的"泵"造成崩溃的隐患。但这背后还有一个没那么明显的原因，那就是寒冷对整个事态的影响。

一个人举着铁锹蹚雪走来时，他就暴露在了低温之下。此时，人体会试图为核心器官（如大脑、心脏、肺和肝脏）保存热量。要达到这一目的，人体就需要减少位于外围的身体结构（如四肢和鼻尖）的血供，将血液导流向前面提到的那些重要器官。这个过程通过局部血管收缩来完成，也就是让特定身体部位的血管关闭。血管中有些微小的"肌肉阀门"，叫作毛细血管前括约肌，在收到大脑的指令后它们能够关闭血管。毛细血管前括约肌收缩时，血流就不会通过该部位的毛细血管床了，就像高速公路上的汽车驶过暂时封闭的出口。这样一来，血液就绕开了毛细血管（由后微动脉发散而出），从而绕开对应的组织，不向其供应"物资"（如下图右侧所示）。

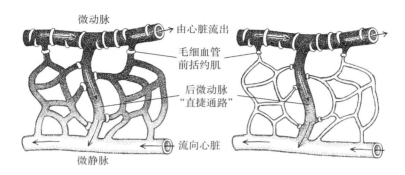

微动脉
由心脏流出
毛细血管
前括约肌
后微动脉
"直捷通路"
流向心脏
微静脉

　　在你温暖的家中，吃过饭后你的身体也会发生类似的情况，只不过这次血液被导流到了另一片区域的毛细血管床——消化道壁。此时，消化道壁内的毛细血管前括约肌没有得到收缩指令，血液就可以流入消化系统的毛细血管床，接收胃壁和肠壁吸收来的营养物质（还是通过扩散），并将富含营养物质的血液带回心脏，以供后续进入全身循环。

　　准确地说，静脉血并不是从消化道径直返回心脏的，而是先流入肝门静脉，去肝脏里绕一圈。在肝脏内，肝细胞会将糖分分离出来，用糖分作为零件，将其重新组装成类似淀粉的糖原分子，让肝脏将糖原储存起来。分离掉糖分后，仍带着大量其他营养物质的血液才会离开肝脏，经由下腔静脉，流回右心房。正是靠着这个过程，我们在吃完大量奶油蛋糕后，才不会过量吸收糖分。

　　至于储存在肝脏中的糖原，它们还可以轻易地被相同的肝细胞还原成葡萄糖，释放回血液。这种还原过程通常发生在两餐之间，探测器一样的化学感受器认定你的血糖浓度"过低"时。探测血糖的化学感受器位于颈动脉（为头部供血）和主动脉壁上，顾名思义，它们能够感受流过它们的血液中某种特定化学物质的浓度，如葡萄糖、氧气或二氧化碳的浓度。当血糖浓度下降得太剧烈时，化学感受器就会向大脑传送神经冲动，转达这一信息。大脑则给出相应的回复，如"葡萄糖太多了，储存成糖原"或者"葡萄糖太少了，分解一些糖原"。

血液中还有一种蜡质液体，叫作胆固醇。虽然名声不好，但胆固醇确实具备许多至关重要的功能。它是细胞膜的重要成分，可以协助传导神经冲动，还能参与合成维生素D、性激素、胆汁（协助消化脂肪）、皮质醇（压力激素）等物质。

胆固醇与运输脂质的蛋白质结合，在血液中流动。这些蛋白质主要分两类：高密度脂蛋白（HDL）和低密度脂蛋白（LDL）。通常情况下，脂蛋白能够通过血管壁进出血管，但低密度脂蛋白有时会发生堵塞，造成脂肪组织堆积在血管内壁上，形成动脉粥样硬化斑块。由这些斑块造成的疾病叫作动脉粥样硬化。这是一种很危险的疾病，因为斑块的堆积能降低血流量。有一个简单的方法让你直观地看到这一过程，就是打开你花园中连着水管的水龙头，然后一脚踩在水管上。踩上去时，管内压力增大，水流量减少。如果你一直踩着，能保持几分钟呢？如果你的脚施加的压力足够大，水管可能会开裂。这种后果如果发生在血管上就是致命的，血管破裂可能导致无法控制的大出血，甚至是死亡。

话说回来，这些和消化有关的知识，与寒冷天气引发的心脏病有什么关系呢？

冠状动脉是给心肌供血的血管。活跃的消化系统会让血液被导流到腹部，减少冠状动脉的血供。对那些冠状动脉已经变窄，或者心脏在无压力的条件下也只能收到勉强够用的血量的人来说，此时再加上在寒冷户外进行的体力劳动，无疑会让心肌的血供大幅减少，进而让肌肉收到的氧气和营养物质量降至危险的程度。①

更甚的是，血液中的胆固醇含量通常也会在冬天达到最低也最危险的水平。2006—2013 年，心脏病专家帕拉格·乔希带领团队在约翰斯·霍普金斯大学对 280 万名美国人的血液胆固醇含量进行了研究。[1]他发现，在冬季吃得越多、运动越少，血液内低密度脂蛋白胆固醇（所谓的坏胆固醇）的含量就会呈上升趋势，男性平均上升 3.5%，女性平均上升 1.7%。此外，冬季日照的减少也会导致体内维生素 D 的含量降低，而人们认为维生素 D 能降低低密度脂蛋白胆固醇含量。

现在你明白我想说的要点了吧：避免在冬季过度劳动，尤其是在你刚吃饱饭之后（因为此时被导流到消化道中的血液更多）或者在你近段时间吃过高胆固醇食物之后，如加工肉制品、油炸食品、快餐和甜品。烟民也要注意，因为尼古丁能引起血管

---

① 统计数据显示，最容易出现心脏问题的时间是早餐后。[2]一项 2011 年的研究观察了西班牙马德里的 800 名心脏病患者，发现他们在上午（早晨 6 点至正午）心脏病发作的次数较多。同时人们还发现，上午发作的心脏病会比其他时间发作的心脏病平均多损伤 20% 的心脏组织。

收缩。还有，铲雪前不要喝酒，酒精也是强效的血管收缩剂。如果你想把暴风雪留在你门前的杰作清理干净，请你注意保暖，时常停下来歇口气，还有换用小一些的铁锹，尽量推着雪走，而不是把雪铲起来。不过，最好的办法还是直接雇个小孩儿给你清出一条车道或行人道。

还是决定自己来扫门前的雪？好吧，没问题，但在你出门之前，我还得多忠告你几句。除了在低温下高强度劳动引起的心脏问题之外，如果环境太冷，超过了人体维持体温的能力限度，你的身体就会出毛病。举例来说，如果人体的核心体温低于35摄氏度，光靠颤抖等动作和减少消化道、肢端等处血供的做法就不足以补偿失去的热量了。低温症发作时，循环系统、神经系统等器官系统开始衰竭，许多危险的症状开始出现，如协调性下降、认知能力减退、反应变慢等。俗话讲的"冻傻了"其实特别准确，寒冷也会影响人的判断力。随着体温下降，为了节省能量，你会越来越不想动，但迟钝的大脑并不知道此时睡着的话有多危险。低温症最后的阶段表现为呼吸和脉搏减慢，甚至停止，此时死亡也就快要降临了。所以我要说的还是那句话：雇个小孩儿吧（或者雇个带铲雪机来干活儿的人）。

然而，绝大多数生物并不能扔下铁锹，回屋里暖身子了事，因此它们都进化出了独特的方法来应对低温和环境给身体带来的压力。对恒温动物（包括扛铁锹扫雪的我们）来说，机体必须补偿因低温环境损失的热量，让体内的温度保持相对恒定。正常情况下，我们的体温会一直保持在37摄氏度左右①。体温恒定主要是消化等代谢过程和肌肉收缩带来的结果，这些化学过程在发生时都会放热，就好像你打开汽车引擎后车一直是热的一样。汽油具有化学能，一旦和空气混合，并在一个小空间（汽车引擎的气缸）内被点燃，就会发生一次可控的爆炸，将化学能转化为使轮胎转动的动能。由于没有机械的能量转化效率能达到100%，有一部分能量会在这个过程中散失，这部分散失的能量就以热量的形式释放了出来。这个过程你自己就能亲身体会。你可以打开汽车引擎，几分钟后让一个你讨厌的人去摸一下引擎表面。他感受到的能量就是在化学能转化为机械能时散失的能量。等他吼完你，你就可以给他讲讲其中的原理。

人体内绝大部分的热量是在肌肉收缩时释放的。热量从发生化学反应的组织向外辐射，进入临近的毛细血管，透过其纤薄的壁将血液加热。被加热的血液回流至心脏，进而流向全身。随着血液进行循环，热量也会逐渐从血液被传递到周围温度更低的组织里。

但是，是什么让人体的温度保持恒定呢？为什么当我们在寒冷的早晨出门时，身体不会一直变凉？这个问题背后的原因藏在我们大脑的一个特定的区域中，也就是下丘脑。

下丘脑是自主神经系统的指挥中心，也就是控制着大部分不需要你的主观意识参与的生理活动的那个神经系统。这类生理

---

① 正常人的体温在36.1~37.7摄氏度。

活动就包括维持体内环境的稳定，包括体温的恒定。

你的皮肤内有温度感受器。收到温度感受器传来的神经冲动后，下丘脑就好像一个温控器一样，保持整个机体的温度恒定。一旦探测到低温，下丘脑就启动前面说过的过程，减少手指、脚趾等外周身体结构的血供，以及皮肤的血供——因为皮肤内的血管位于体表，会让热量快速散失。除此之外，下丘脑还会强制肌肉进行多次收缩以产生热量，也就是我们熟悉的颤抖。

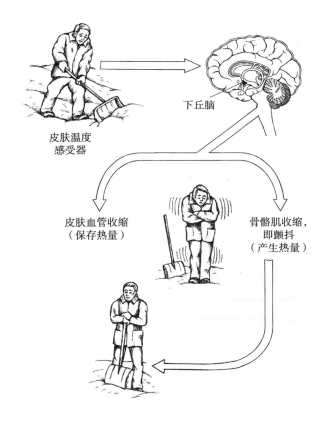

下丘脑

皮肤温度
感受器

皮肤血管收缩
（保存热量）

骨骼肌收缩，
即颤抖
（产生热量）

有意思的是，有些皮下的温度感受器能"学会"忽略无关紧要的刺激，所以你在刚走到淋浴花洒的热水下时会感到难受，但很快就感到舒服了。这种现象被称为热适应。在你穿袜子时，触觉也会发生类似于热适应的现象。起初，双脚和脚踝皮下的触觉和压力感受器发出信号，大脑接收信号，因此你能感觉到自己穿上了袜子。但很快神经系统就开始忽略这些不重要的触觉刺激，让你能把精力放在更重要的事情上，比如确保自己的两只袜子配得上对。嗅觉和听觉也都有类似的感觉适应现象。万幸，这种适应是有限度的，如果你穿的袜子里有根刺，或者血压持续升高，神经系统就不会适应这样的有害刺激。

　　动物维持体内温度恒定的能力叫作内温性，而拥有内温性的动物叫作恒温动物（又称内温动物），如哺乳动物、鸟类等。是否具有内温性是区分恒温动物和变温动物（又称外温动物，如鱼类、两栖动物和大多数爬行动物）的标准。变温动物就是所谓的冷血动物，它们需要用外来的能量（通常是阳光）保持体温，让体内的组织和器官正常工作。

　　先不论让体温保持恒定的具体方法，光是保持恒温这件事本身就有重大意义。大量化学反应（新陈代谢的过程）都只有在特定的温度范围内才能发生。那么，变温动物怎么应对严寒，应对能把它们的身体和像血液这样的体液冻住的低温呢？

　　我在前文中讲过，血红蛋白是一种含铁的分子，主要功能就是从肺或鳃中带走氧气，将氧气运输至组织中。你没记错，氧气和血红蛋白的结合也正是脊椎动物血液呈现独特的鲜红色的原因。也许有人会问，脊椎动物中有没有例外，其血液不是红色的呢？答案是有，这种特殊的血液属于南极冰鱼（鳄冰鱼科）。科学家1928年才捕获第一只标本，但19世纪的捕鲸人早就对这类鱼了如指掌了。鳄冰鱼科的鱼类是目前人们已知的唯一一类成年个体体内不含血红蛋白的脊椎动物，因此它们的血液几乎是无色透明的。

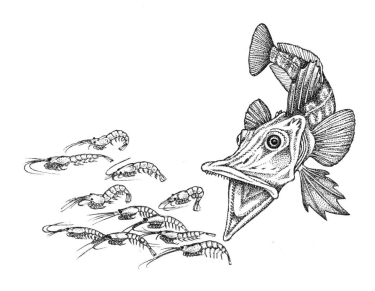

我在本科期间曾在长岛大学南安普顿学院上过三个学期的海洋科学专业课，也是在那个时候第一次听说这种神奇的生物。我的鱼类学教授霍华德·雷斯曼告诉过我，鳄冰鱼的血液除了缺乏血红蛋白，还有一个特点是含有一系列特殊的抗冻蛋白，让它们能在其他动物要被冻僵的低温下生存。和汽车防冻液类似，鳄冰鱼的这种蛋白抗冻的原理也是通过化学性质来降低冰点。在鳄冰鱼体内,抗冻蛋白能抑制组织(包括血液)和中空结构(如心脏、血管)中冰晶的形成。这种特性给了医学研究者很大的启发,让他们尝试着利用抗冻蛋白来保护储存在冰块中的组织和器官,以备后续进行移植或其他操作。

有意思的是,鳄冰鱼的这个特性倒是让欧洲的一家食品公司搞了个发明专利。[3]他们利用基因改造过的霉菌,生产出了鳄冰鱼的抗冻蛋白,但用途和它最初的用途截然不同——这家公司用抗冻蛋白来防止冰激凌中形成冰晶。具体来说,冰激凌中的小冰晶会融化,然后再次凝结,形成体积更大、不那么适口的冰块,而加入了可食用的抗冻蛋白后,食客们就不会吃到硌牙的冰块了。抗冻蛋白能黏附在小冰晶的表面,防止小冰晶聚集成团。[4]

不过,我关注鳄冰鱼的初衷肯定不是提升冰激凌的口感。我是想知道它们在进化出这么奇特的特性之后,还能如何获取足够生存的氧气。阿拉斯加大学费尔班克斯分校的鳄冰鱼研究专家克里斯廷·奥布莱恩曾经做过这方面的研究,发现答案和它们的生境、身体结构、行为模式,以及一件物理学上的怪事有关。

鳄冰鱼生活在南大洋深处。南大洋环绕南极大陆,因此也叫南冰洋。在南大洋中栖息的鱼类很少,捕猎者更少(基本只有海豹和企鹅),因此几乎没有其他动物和鳄冰鱼竞争南极磷虾、小型鱼类、螃蟹等食物。同时,鳄冰鱼采取伏击的方式捕猎,这意味着它们只需要偶尔"瞬间爆发"高速就行了。由于无须进行长时间的运动,它们对氧气的需求就少了很多。

另外,冰冷的海水也对缺乏血红蛋白的鳄冰鱼有利——冷水比热水溶解的氧气更多。这是因为冷水中的分子运动比热水中的慢。分子运动得越剧烈，氧气分子就越容易从水分子之间"逃脱"，所以冷水能溶解更多的氧气，这对需要氧气的生物来说是很有利的。

研究显示，历史上第一只缺乏血红蛋白的鳄冰鱼的出现是一个"错误"的结果——源于大约5亿年前发生的一次基因突变。幸运的是，由于生存环境中氧气充足，这个突变没能让这类古老的鱼类迅速灭绝。奥布莱恩认为，基因突变的结果是让鳄冰鱼的循环系统发生了大规模的改造。和体型相近的普通鱼类相比，进化上的这次小插曲让鳄冰鱼的血流量增至4倍，血管直径达3倍，心脏更是大了5倍还多。这说明，虽然鳄冰鱼的血压低、心率慢，每次心跳后流出心脏的血量却很大。同时，当血液抵达肌肉和器官时，致密的毛细血管网也能提升气体交换的效率。还有最后一点，在进化的创新作用下，鳄冰鱼的体表没有了鱼鳞覆盖，因此它们不仅可以通过鳃吸收氧气，也可以通过皮肤直接吸收氧气。

综上所述，没错，或许鳄冰鱼的祖先能在冰冷的地方生活，纯属撞大运。血红蛋白是存在于其他几乎所有脊椎动物血液中的氧气载体，而现在鳄冰鱼已经成功补偿缺乏这种重要物质所造成的损失了。

鳄冰鱼通过制造抗冻蛋白的方式防止自己被冰冻，而还有一些生物，它们活下来的方式恰恰是允许自己的身体被冻住。当温度降低时，某些蛙类（如林蛙属的 *Rana sylvatica*）的心脏能停跳长达几周之久，肝脏等其他主要器官也会停止工作，这是因为它们已经被冻成了"冰坨"。等到春季来临，气温回升之时，这些蛙类还能复苏，心脏恢复跳动，很快就能恢复到被冻住之前的心率水平。

我和迈阿密大学的生物学家乔恩·科斯坦佐聊过这个。科斯坦佐是研究这种现象的专家，他一开口就先告诉我，虽然现在公众对生物抗冻性这种广义的话题很有兴趣，但真正做这方面研究的专家很少。科斯坦佐表示，20世纪90年代，借着人体器官和组织的冷冻保存这一课题，人们对生物抗冻性的关注度达到了一个巅峰，但在那之后，这方面的研究就多少都有些不了了之了。

我一下子想起了小的时候听过的一则传闻：1966年华特·迪士尼死后，他的遗体被冷冻保存了。据说，他的遗体被冷藏起来之后，就保存在迪士尼乐园加勒比海盗区域地下的一个秘密房间里。不过据他的家人讲，"华特大叔"在因肺癌去世两天后就举行了火葬。我到现在都记得当时知道真相以后的失望心情。

为什么林蛙能耐受严寒，同样住在森林里的人类却不能呢？我把这个问题提给了这位林蛙专家，他说这是因为大多数生物的身体组织在内部凝结出冰晶之后都会受到严重损伤，已经无法再完整地解冻了。"想象一下，表面有棱有角的小冰晶在组织间凝结，在细胞间和细胞内部凝结，"科斯坦佐说，"冰晶会把一切都划破。"也就是说，虽然在细胞外部积聚的冰晶也能造成问题，但在细胞内部形成的冰晶通常是致命的。

除了结冰造成的结构损伤，冰冻还会让细胞失去液态水而发生过度收缩，让细胞膜和其他细胞组分功能受损，耗尽储存的能量，并阻碍细胞排泄废物，从而导致代谢废物积攒到有害的水平。

可是，林蛙又是如何躲过冰冻造成的致命危险，从而活下来的呢？

"当外界很冷时，林蛙的体温会逐渐降到冰点以下。"科斯坦佐向我讲解道，"它们生活在森林里，此时早已藏进了地表的落叶层之下。当然，此时外界已经很冷了，所以周围到处都是冰晶，这些冰会慢慢地渗进林蛙潮湿的皮肤。"

科斯坦佐提醒我，液态水的凝结是一个放热过程，也就是说结冰的过程会释放热量。因此，林蛙的体温在刚开始冻结的前几个小时内其实是不降反升的。体温上升时，林蛙的心脏也跟着剧烈跳动起来，心率甚至高到将近翻倍的状态，同时其心脏向身体释放"抗冻剂"。这样的抗冻剂要么能防止生物的身体组织被冻住（就像鳄冰鱼的抗冻蛋白一样），要么就能在组织被冻住之后，防止细胞受到损伤。

林蛙用的其中一种抗冻剂其实是非常常见的物质——葡萄糖。葡萄糖平时是由肝脏释放进循环系统的，是一种高能糖类。在林蛙的身体被冻住的过程中，其肝脏一直在分解储存的糖原，生成葡萄糖。此时，林蛙肝脏的生产效率奇高，将高达平时80多倍量的葡萄糖输入了血液循环。血糖水平的飙升阻碍了细胞内冰晶的凝结，因为水都被排出了细胞，方式还是我们的"老朋友"——扩散作用，或者在这个例子中叫作渗透（水从含水量高的细胞内部流向含水量低、充满糖分的外部环境）。这样一来，细胞就不会结冰而发生膨胀，也不会最终被撕裂了。稍后，我们再来详细地讲解水的移动。

动物学家肯·斯托雷认为，葡萄糖的这种释放过程其实是机体做出的一种夸张版的格斗－逃跑反应，即在面对压力时，大脑指挥肝脏向循环系统释放葡萄糖的反应。此时，高能的葡萄糖分子被用作一种紧急的能源，驱动身体"格斗"或"逃跑"。看来，当林蛙准备把自己冻成"林蛙冰棍"时，它的体内也鸣响了类似的警报。

最近，科斯坦佐的团队又研究起了另一种抗冻剂——氮气。他们的实验数据证明某些肠道细菌在宿主被冰冻后依然能够存活。这些细菌能释放一种酶，将林蛙体内积存的全部尿液里的氮释放出来。和葡萄糖一样，氮气也能保护林蛙免受冰冻和解冻过程中的损伤，[5]人们认为其原因可能是氮气本身的凝固点非常低（零下210摄氏度）。

科斯坦佐表示，刚刚所说的一切过程都发生在冰冻的第一阶段。几个小时之后，林蛙的体温不再上升，全身开始冷却，最终心跳停止，血管内的血液全部凝固。整个冰冻阶段，林蛙会一直保持这样的身体状态，持续时间可能只有一天半——等一场寒潮过去；也有可能持续几个月，让住在北极圈里的林蛙过个冬。

"这段时间，"科斯坦佐说道，"它们的心脏活动和呼吸全部停止。"

我又问他有没有人研究过"林蛙冰棍"的脑电活动是否也停止了。当脑电图归为一条横线时，我们就可以宣判一个人临床死亡，我很好奇醒来的林蛙到底是不是"复活的僵尸"。科斯坦佐笑了，告诉我说他听说林蛙在冰冻后大脑活动也没有了，但拿不出资料来证明或反驳这一观点[①]。

　　我还发现，保护林蛙不被冻伤的不仅有循环系统中的抗冻剂，似乎还有两栖动物体内水分的大规模重新分配。

　　通常情况下，水可以通过渗透作用进入或排出细胞。体液（如血液或细胞内液）的主要成分是水，所以溶解在体液中的物质浓度必须保持稳定，这至关重要，不然水就会进出细胞以中和细胞内外的物质浓度差，细胞会因此缩水或肿胀。

　　在"林蛙冰棍"体内，葡萄糖浓度的飙升让其全身各处的细胞都开始发生渗透。此时，细胞内的水分多于细胞外的水分，而一旦水被排出细胞，也就被排出了器官，在冰冻时器官也就处于一种缺水状态。"就拿肝脏和心脏举例，冰冻时失去的水量可达其正常含水量的大部分。"科斯坦佐对我如是讲解道。

　　"那么，这些水最终去哪儿了呢？"我问道。

　　"被排进了体腔，"他回答，"也就是胃肠道所处的空腔。"

　　我努力想象着。"所以被排出细胞的水总共有多少？"

　　"如果你把一只林蛙冻住然后解剖，大概能挖出一杯刨冰。"

　　我还记得，当时我在心里想他肯定亲眼见过他所说的"林

---

① 多好的研究生课题啊，有人做吗？

蛙口味刨冰"，紧接着他就证实了我的猜测。这种人的科研热情，可能只有那种能为了科学把人类胎盘都吃进嘴里的人才能完全理解吧。我一直听着，听科斯坦佐跟我讲他们如何小心地把"林蛙冰棍"体内的冰挖出来并称重，以计算这些水分占林蛙体重的比例。

要知道，蛙类能挺过缺水的案例其实并不鲜见。许多陆生蛙类和蟾蜍对干燥环境都有极强的耐受性，或许进化只是把这种能力进一步强化了，变为对冰冻的耐受性。最终，科斯坦佐团队认为，这种进化是林蛙为了将体内的水大量冰冻起来又不至于太损害器官而想出的办法，冰几乎都积存在了重要器官之外。等到春回大地之时，林蛙解冻，融化的冰块重新给内脏细胞补水，而过量的葡萄糖则重返肝脏，重新被合成为糖原储存起来。

然而有意思的是，科斯坦佐还没搞清楚，在林蛙解冻之后，究竟是什么因素刺激其心脏重新开始跳动。其实不只是科斯坦佐，目前还没人能说明白这个问题。在解冻过程中，林蛙的心脏复跳没有特定的体温指征，也没有固定的时间，但不论这个刺激因素是什么，研究人员在实验室中用林蛙的近亲、另一种陆生青蛙——北部豹蛙（*Lithobates pipiens*）做实验时，复苏都没能成功。

"解冻之后，心脏确实开始跳动了，"科斯坦佐表示，"看起来心跳已经准备趋于平稳了，但就在这时心跳会突然断掉。"他向我介绍道，人们还不知道为什么这两种青蛙会有如此不同的反应，但很可能是因为林蛙在适应过程中进化出了某种保护机制，而北部豹蛙却没有。

我问科斯坦佐解冻后的林蛙是否表现出了任何副作用，他说虽然目前没有证据表明冰冻过程能影响林蛙的寿命，但似乎这对它们的交配能力确有影响。刚刚解冻的林蛙对异性几乎没有表现出一丝兴趣。

在实验室中，科斯坦佐的团队为雄性林蛙搭建了塑料的测试环境。他们发现实验组林蛙在解冻后，可长达24个小时对交配毫无兴趣，而且就算这24个小时过去了，实验组林蛙在与未被冰冻的对照组林蛙的交配竞争中依然表现惨淡。[6]有人提出假说，认为这是因为解冻的林蛙正忙着消化体内大量的葡萄糖，实在无暇应对交配带来的压力。冰冻对林蛙还有另一个显著副作用：虽然用到的葡萄糖部分来自肝脏储存的糖原，但还有一部分糖原其实来自林蛙自己的肌肉。这种"自食"会消解用于跳跃的腿部肌肉，经过冬眠，它们的腿部肌肉甚至能减少40%。[①]其结果就是，刚刚解冻的林蛙可能已经"残疾"得追不到雌性了，只能静待腿部肌肉恢复到以前的大小和功能。

林蛙在解冻后"床上功夫"的暂时退步，正好是伴随着所有适应性进化一起发生的权衡的一个实例。举例来说，闭管循环系统能运输更多氧气、代谢废物和营养物质，但代价是维护成本更高（更耗能），也更易损坏。这就是进化生物学的一条规律：

---

① 饥饿也能带来类似的效果。饥饿时，机体真的会自己消化自己，拆解骨骼肌等各处的结构蛋白，并将蛋白质转化为葡萄糖。正是这个过程让饥荒中的难民有了那种典型的面容。

生物体获得某项优势，就必定付出相应的代价。人们普遍认为，这种进化权衡最出名的例证就是镰状细胞病——最常见的遗传性血液病。

我们在高中都学过，基因是我们每个人遗传蓝图的一个个小的组成部分，控制着遗传性状（如发色、血型等）。基因成对存在，每个基因都位于两条相似的染色体（同源染色体）中的一条上。人类有 23 对同源染色体，总共拥有 2 万 ~2.5 万个基因。你可能还记得，我们的每一对染色体（以及上面的基因）都有一条来自母亲，另一条来自父亲。我们获取这些染色体，靠的是父亲的一个精子细胞和母亲的一个卵细胞融合成一个单独的细胞，然后这个细胞进行分裂、发育、分化，最终变成我们。

研究发现，导致镰状细胞性状的基因只有在某人同时拥有了两个该基因时才会致病。在某些种族中，只拥有一个该基因的人数多得令人难以置信。大约 8% 的非裔美国人具有镰状细胞性状，这表明他们从父亲处或母亲处获得了血红蛋白突变基因——但只有父亲或母亲一方，而非双方。这些"携带者"的生活完全正常，并不会因为红细胞呈镰刀状而表现出什么健康问题。

但如果某人一出生就带有两个血红蛋白突变基因，他的身体就会产生异常的血红蛋白，即血红蛋白 S，进而出现严重问题。[1]与正常的血红蛋白不同，血红蛋白 S 能集合成长纤维状，从而使承载它们的红细胞扭曲成僵硬的镰刀状（或称月牙状）。

---

[1] 如果父母双方都带有致病基因，则其后代有 25% 的可能性带有两个致病基因，发展为镰状细胞病。

镰刀状红细胞比承载正常血红蛋白的红细胞携带的氧气量少，导致各身体组织得到的氧气量均减少。

镰状细胞病最可怕的一点是畸形的镰刀状红细胞变形性差，无法再像正常的红细胞一样通过细小的毛细血管，反而会造成血管堵塞，阻挡身体不同部位（如四肢末端）的血流。堵在血管中的细胞还会刺激痛觉感受器，而痛觉就是身体警告我们出问题的信号。最终，血管堵塞将导致致命的器官损伤，比如某些器官的梗死。[①]

在解剖学和生理学课上，经常有学生问我为什么自然选择经年累月还没把血红蛋白的突变基因淘汰掉。学生们的理论是：在现代医学发展起来之前，血红蛋白突变基因的携带者更难活到成年，因此将有缺陷的基因传给后代就更难。所以他们觉得很奇怪：为什么这种基因没有最终消失呢？其实答案就藏在残酷的进化权衡当中。

首先，第一个线索是：镰状细胞病最高发的人群，他们的祖先都来自非洲、阿拉伯半岛、地中海和中南美洲——正好是疟疾发病率最高的地区，而镰状细胞病基因的携带者比正常人对疟疾的抵抗力更强。因此，在疟疾是公众生命"头号杀手"的地区，拥有一个血红蛋白突变基因其实反而能提升健康繁殖的可能性。携带者不会死于疟疾，就能把自己的基因传播开来，这一突

---

① 镰状细胞病表现出的症状很多，包括组织损伤和血管堵塞等。镰状细胞贫血也是镰状细胞病的症状之一，指各身体组织无法获得足够的氧气，因此二者并不能混为一谈。

变就一直留在了人类的基因库里。但很遗憾，获取这一优势的代价由那些拥有两个突变基因的人承担，他们会发展成镰状细胞病，遭遇致命危险。

这就是进化权衡。

综上所述，周围环境的低温能给动物的生存带来威胁，也给不同的动物催生出了值得注意的进化权衡特征。有些动物按季节迁徙很长的距离以追寻温暖气候，有些动物进化出了厚厚的皮毛来抵御寒冷；还有些动物，比如鳄冰鱼和林蛙，则对严寒进化出了极端的应对之策。不过，动物还有一种更为常见的应对寒冷的方式，那就是进入冬眠或蛰伏的状态。然而，这两种状态也都给脊椎动物的心脏和循环系统带来了许多挑战。

蛰伏是一种类似"低配版冬眠"的状态，其间动物的新陈代谢率（能量消耗的速率）明显降低。蛰伏一次通常持续不到一天的时间，而冬眠则可以视作一种周期性唤起的长时间蛰伏。

很长时间以来，科学界都以为蛰伏是哺乳动物才有的一种适应性进化现象，但最近的研究推翻了这种观点。我向南康涅狄格州立大学的生物学副教授米兰达·邓巴咨询过这个问题，她的研究方向就是蝙蝠的冬眠。邓巴告诉我，现在很多专家都认为哺乳动物的蛰伏其实是从更早的祖先那里"继承"下来的特征。

虽然今天的哺乳动物都是恒温动物，能产生并维持自己的体温，但内温性其实是脊椎动物进化出来的一种相对较新的特性，直到距今大约2.5亿年前才出现，在那之前脊椎动物还基本上都是变温动物，只能依靠外界环境来调节体温。和今天的鱼类、两栖动物和爬行动物一样，当时所有的变温动物想必需要去到温暖的地方，尽可能地吸收周围环境中的热量。只要你见过乌龟趴在岩石上晒太阳，就知道这是什么样的场景了。你也可以去想象一只全身冰凉的变色龙或者一条外表酷炫的眼镜蛇晒太阳的场景。

后来，一部分爬行动物物种进化了，变成了我们如今所谓的哺乳动物，但蛰伏、变温（随周围环境的温度变化而调节体温的能力）这些特征没有消失。和变温动物相比，恒温动物虽然受到外界温度的影响较小，但需要摄入大量能量才能驱动机体的代谢过程来维持体温恒定。当寒冬降临，气温下降之时，恒温动物的能量需求有增无减，食物却越发缺乏了。

邓巴告诉我："在冬天，可用的能量来源很少，甚至没有，所以动物们纷纷进入蛰伏状态。蛰伏时间延长到整个冬季时就成了冬眠。"

我又问她蝙蝠是怎么进化出冬眠的特性的，它们的祖先是在热带生活的啊。

"在你的想象中，蝙蝠在热带地区发生蛰伏或冬眠，确实看似不太可能，"邓巴说，"但其实情况不是这样的。"

她讲解道，在气候炎热的地区，蝙蝠等小型哺乳动物进化出了一种能力，能够"关闭"许多平常帮助它们维持体温恒定的代谢反应，因为外界环境已经能够提供足够的热量，它们不需要再从食物中提取能量来保持温暖了。从本质上看，这种代谢减慢的变化其实和寒冷地区的蝙蝠冬眠时身体发生的变化差不多。人们认为，当蝙蝠离开热带，去其他气候区生活时，大自然让它们直接把对付炎热的能力拿来对付寒冷了。

尽管人们熟知蝙蝠在气温恒定的环境（如洞穴、深井）中冬眠的场景，但其实大多数蝙蝠在几乎任何环境中都是可以冬眠的。"我们见过在稀松的树皮和树洞中冬眠的，"邓巴告诉我，"还见过在建筑物中，甚至趴在地上的落叶堆里冬眠的，但我得说最奇特的还是日本的蝙蝠，它们在雪地里冬眠。"

在最近的一篇研究乌苏里管鼻蝠（*Murina ussuriensis*）的论文中，研究者写道，蝙蝠在雪中冬眠的现象基本上只会在融雪开始后出现。在研究者分析的22次案例中，有21次它们都独自处在正在融化的积雪里，蜷缩在锥形的小洞中，身体呈球状或半球状——这样的姿势有利于防止热量散失。如果论文作者平川浩文（Hirofumi Hirakawa）和长坂由（Yu Nagasaka）的结论正确，乌苏里管鼻蝠就将是人们发现的第二种在雪中冬眠的哺乳动物。[7]第一种是北极熊，但北极熊的冬眠究竟算不算真正的冬眠，目前还有争议。

雄性北极熊一整年都可以保持清醒，至于雌性北极熊，虽然它们在冬天会和幼崽一起躺进洞穴，进入一种近似于冬眠的状态，但体温不会像一般动物冬眠时一样剧烈下降。这种进化似乎是为了让雌熊便于照看幼崽。因此，虽然成年雌熊在长达8个月的冬眠期内不吃不喝，新陈代谢率也有所下降（心率可从每分钟40次降至8次），但真正的冬眠要求动物的体温在整个冬眠期内维持在一个较低的水平，所以说不定乌苏里管鼻蝠才是唯一一种真正的"雪中睡美人"。[1]

体温是否下降暂且不谈，新陈代谢率的下降是冬眠的一个重要特征。新陈代谢率下降让蝙蝠等冬眠动物在越冬过程中消耗更少的氧气和营养物质。和北极熊的心率骤降类似，蝙蝠的心率可以从每分钟500~700次降至20次。人处于寒冷的环境中时，血液从四肢被导流向核心器官，以保证核心器官的血供和温度；动物在冬眠期内也有类似的行为，唯一的一个显著区别就是冬眠动物的心脏进化出了在低温、低氧的环境下工作的能力。对不冬眠的动物（比如人类）来说，这样的环境条件能导致心肌纤维性颤动，让心肌发生快速、无规律、不同步的收缩，带来严重后果。

冬天，冬眠动物找不到食物，因此它们消耗的能量都来自体内积攒的褐色脂肪组织。在蝙蝠体内，褐色脂肪组织储存在两个肩胛骨之间。这种脂肪和大部分脂肪不同，能通过化学反应进行分解，直接产生热量，过程中没有中间步骤耗能。人类新生儿体内也有褐色脂肪组织。婴幼儿尤其易患感冒[2]，就是因为其体温调节机制（如控制肌肉颤抖的能力）需要更长时间才能启动。另外，新生儿身体小，因此体表面积与质量的比值更大，消耗热量的速度可比成年人快4倍（蝙蝠等小型动物也有这个问题）。早产儿和低出生体重儿更易发生和体温调节相关的问题，因为他们体内可供消耗的褐色脂肪组织较少，这也是早产儿通常在出生

---

① 一个鲜为人知的事实：冬眠动物是会周期性醒来一小段时间的。这是一种非常消耗能量的行为，但对一些动物来说很有必要，它们借机排泄代谢废物。

② 6个月内的婴儿体内携带有从母体中获得的抗体，不易感冒。——审校注

后的前几周需要进保温箱的原因之一。

褐色脂肪组织的存在也贡献了小婴儿特有的"婴儿肥"体态，这种体态能持续到褐色脂肪组织消耗殆尽。成年人体内几乎就没有褐色脂肪组织了，就算还有残余，一般也都积存在上背部、颈部和脊柱当中。

蝙蝠等冬眠动物在冬眠期会一直利用褐色脂肪组织，只要核心体温低于某个特定的值，就将其代谢，释放热量。如果正在冬眠中的动物遭遇了意外事件的干扰（比如过分好奇的人类），它们的身体就很可能会产生问题，因为每次醒来，动物都会消耗一些褐色脂肪组织。要是它们积攒的褐色脂肪组织用完了，可天气条件仍未好转，它们依然无法出去寻找其他能量来源（比如食物）的话，那问题就大了，它们会饿死。

冬眠有个有趣的"副作用"，就是让动物的寿命更长，同时延缓衰老。蝙蝠在野外可以生活20多年，这在它们这类体型的小动物里算罕见的"寿星"了，毕竟绝大多数这类小动物的寿命都很短。其中尤以小鼩鼱（*Sorex minutus*）为典型，这类小型食肉动物体重大约为1/5盎司（约5.7克），生性极为活跃，只消差不多1.5年就能燃烧完自己的全部生命。

米兰达·邓巴和我讲，她最近读到了一篇论文，是由美国自然历史博物馆的新近灭绝物种委员会发表的，文中总结称过去500年里共有61个哺乳动物物种宣布灭绝。[8]

"在这些灭绝的哺乳动物中，只有3种会冬眠的蝙蝠，"邓巴说，"所以它们肯定有什么独有的生存诀窍。"

赠你一颗动物的心：
唱给婴儿菲伊的赞歌

> 外面的众生灵从猪看到人，又从人看到猪，再从猪看
> 到人，但他们已然分不出谁是猪，谁是人了。
>
> ——乔治·奥威尔，《动物农场》

对动物的心脏和循环系统，我们现在已经足够了解了。虽然不同动物的循环系统在解剖结构上有巨大的差异，但纵观整个动物界，各种不同的循环系统在功能上基本一致——泵出血液（或无脊椎动物的血淋巴）并使其在全身流动。接下来，我们很快就会把注意力收回来，看看我们自己的心脏。但在这之前，让我们最后再看看由于解剖结构和功能上的相似，人类心脏和非人类心脏在历史上发生过的一次意想不到的"联系"。

20世纪80年代初，美国加州洛马琳达大学医疗中心的心外科医生莱纳德·贝利（1942—2019）开展了一项实验，将山羊的心脏移植到小羊的体内。实验很成功，他的实验品不仅活到了成年，甚至还进行了繁殖，生下了后代。这次成功给了贝利的团队

极大的鼓舞，他们希望有朝一日能将同样的技术应用到一类特殊的人类婴儿身上，也就是那些心脏有缺陷且在当时看来无法手术治疗、全无存活机会的新生儿。给人类进行移植时，供体心脏来自狒狒，因为狒狒在基因、发育和生理特征方面都和人类相似。仅从心脏的角度看，狒狒的心脏和人类的心脏几乎别无二致，就连血型分类都和人类差不多，它们也有A、B、AB血型，只是O型比较稀少罢了。

1984年10月，贝利的同事、新生儿专科医生道格拉斯·戴明联系了一位患儿的母亲，告诉她有一种移植手术有可能拯救她的孩子。于是，这位年轻母亲从加利福尼亚州巴斯托去了一趟洛马琳达大学医疗中心，与贝利见了一面。一开始，她怀疑这个医生是不是疯了，但贝利花了好几个小时，仔仔细细地和她一起盘点了过去的实验。最终，这位绝望的母亲还是同意了手术，但心里其实并没有抱着成功的希望。

就这样，这位化名为婴儿菲伊（Baby Fae）的患儿在全世界出了名。婴儿菲伊出生于1984年10月14日，患有先天性的左心发育不良综合征。左心发育不良患儿在当时没有存活希望，特点是左心室发育不良，二尖瓣、主动脉瓣狭窄或闭锁，症状包括呼吸困难、喂养困难，以及皮肤、嘴唇、指甲等处出现蓝紫色——这种现象叫发绀，是氧气供应不足的典型表现。

手术团队选择了最符合移植条件的6只小狒狒，在10月26日于洛马琳达大学医疗中心实施了手术。一组医生在一间单独的重症监护手术室内摘除了狒狒的心脏，将心脏浸入冰凉的生理盐

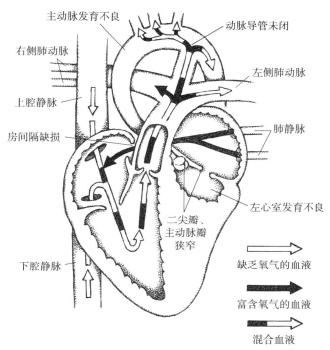

主动脉发育不良

动脉导管未闭

右侧肺动脉

左侧肺动脉

上腔静脉

肺静脉

房间隔缺损

左心室发育不良

二尖瓣、
主动脉瓣
狭窄

下腔静脉

缺乏氧气的血液

富含氧气的血液

混合血液

左心发育不良综合征

水，拿到另一间手术室。在另一间手术室内，另一组合作默契的
手术医生围着婴儿菲伊，为首的正是贝利。婴儿菲伊自己的心脏
状态极差，医生们切除了她的心脏，然后将供体心脏置入她的胸
腔。移植团队中的免疫学专家桑德拉·尼尔森–坎纳雷拉称，供
体心脏非常合适。贝利等人很快就把心脏缝合在了胸腔内，没出
任何差错。紧接着，关键时刻到了，他们给婴儿菲伊进行了复
温，让血液流入新移植的心脏。很快，它就开始跳动了。

"手术室里的所有人都哭了。"2009 年，尼尔森–坎纳雷拉对纪录片《史蒂芬妮的心脏：婴儿菲伊的故事》(*Stephanie's Heart: The Story of Baby Fae*)的摄制团队讲述道，"听到心跳声的那一刻，我们都哽咽了。"[1] 而后她又补充道，供体心脏看起来毫无奇怪之处，也不会让人想起它过去的"主人"。"它看起来就是一颗正常的人类心脏，"她说，"完全正常。"

术后，医生们轮流在婴儿菲伊的病房门口休息、值班，可就在她的恢复过程中，意想不到的事情发生了。婴儿菲伊的故事登上了全世界的新闻头条，很快，医院门口和莱纳德·贝利的家门口就挤满了反对者。抗议的人们质疑医生将狒狒心脏移植给人类的行为道德何在，从动物权益保护到反对移植手术，站在各个角度发问。更甚的是，有记者挖出了婴儿菲伊父母的身份，人们又开始趋之若鹜，无休止地爆料他们一家人莫须有的"背景新闻"。贝利的整个团队也被人针对，他们努力拯救小女孩生命的真诚行动被攻击，变成了只图虚名的噱头。幸好，媒体的口诛笔伐也让一部分人产生同情，没过多久，婴儿菲伊的年轻母亲就收到了数百封表示支持的公众来信。

没过几天，婴儿菲伊就已经完全清醒，摆脱了呼吸机，还可以自主进食了。她的医生和父母欣喜若狂。当然，和所有移植病人一样，婴儿菲伊需要服用免疫抑制剂。她服用的是一种当时新上市的药物，名叫环孢素，以阻止身体对新器官产生排斥反应。

术后第二周临近结束的时候，婴儿菲伊的身体开始出现并发症。医生们起初以为是出现了急性排斥反应。急性排斥反应是移植病人常见的术后并发症，医生们也有所准备。他们进行了相应治疗，加大了免疫抑制剂的用量，但婴儿菲伊未见好转。于是，贝利他们开始怀疑婴儿菲伊出现了自身免疫应答，也就是说，她的免疫系统正在攻击体内健康的细胞和组织。在这种情况下，医生面对的就是婴儿菲伊全身的器官系统一齐"罢工"。

1984年11月15日，婴儿菲伊去世，此时距离她做完移植手术还没到三周。在新闻发布会上，贝利首先对一个鲜活生命的消失表示了悲痛，并说："她和她父母所做出的牺牲将给后世的患儿带来一线治疗的希望，我们将永远怀念她。"

起初，引起婴儿菲伊自身免疫应答以及死亡的确切原因是一个谜，但贝利后来表示，原因是医生将人类患者和狒狒供体的血型配错了。婴儿菲伊的血型是O型，但狒狒供体的血型为AB型。贝利称其为"一次引发了严重后果的技术失误"。[2]

"如果婴儿菲伊是AB型血，她就能活到今天。"1985年，他对《洛杉矶时报》记者如是说道。[3]

贝利解释称，他决定施行移植术是因为他错误地认为血型不匹配不会有严重影响，或者可以用免疫抑制剂来规避问题。但不幸的是，血型不匹配带来的是巨大的悲剧，其背后的原因，我们将在下一章讲解输血时详细讨论。

虽然婴儿菲伊的死亡极其悲剧，但用尼尔森-坎纳雷拉的话讲，她掀起了一场"移植革命"。[4]婴儿菲伊让公众关注致命心脏畸形患儿的命运，也表达了医学界对各年龄段器官捐献者的迫切需求。随着新生儿心脏捐献者增加，贝利的团队很快就不做跨物种的移植手术（或称异种移植），而专注于人类婴儿之间的移植手术了。1984—2017年，他在洛马琳达大学的儿童医院里共计主刀了375场人类之间的心脏移植手术。

不过，有其他研究者继续在做异种移植方面的研究。可是，虽然灵长类动物的心脏和人类心脏几乎没什么差别，科学界却认定它们并非人类供体最好的选择，主要是因为灵长类动物（包括狒狒、大猩猩、黑猩猩）自己的后代也不多，能够供应的器官数量也是有限的。

猪是科学家公认的良好选择。不仅是因为猪的心脏在体积、结构和功能上和人类心脏类似，雌猪产下的后代数量也很可观。虽然利用猪进行异种移植可能会发生组织不相容，但人们目前正在试着用基因编辑的方法来解决这个问题。实验中，人们可以使用基因组"剪刀"——CRISPR技术对猪的基因进行编辑。这项技术不仅能让猪的器官免受人类免疫系统的排斥，还能敲除和猪内源逆转录病毒（PERVs）相关的基因序列——要知道这种病毒是有可能传播给人类的。①最近，研究人员已经开始了将基因编辑猪的器官移植给非人类灵长类动物的实验，5利用猪进行异种移植的临床前研究也有望最早于2021年开展。

今天，左心发育不良综合征患儿的预后情况和1984年相比已经取得了巨大的进步。除了人对人的同种心脏移植和免受排异的异种移植手术，患者还可以选择对心脏进行三次分期改造手术

---

① 类似地，继续使用狒狒的心脏进行移植，灵长类动物的病毒也有可能传播给人类。

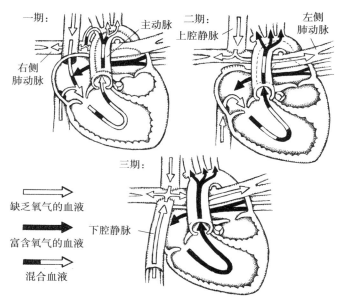

一期：　　　　　　主动脉　　　二期：　　　　　　左侧
　　　　　　　　　　　　　　　　　　　　　　　　　肺动脉
上腔静脉

右侧
肺动脉

缺乏氧气的血液

富含氧气的血液　　　下腔静脉

混合血液

三期：

心脏分期改造手术（Norwood 手术）

来进行治疗。

　　一期手术一般在患儿出生后几天内进行。术中，心脏右侧
（接收缺乏氧气的血液，并将其泵入肺的一侧）将被改造，用来
承担正常情况下心脏左侧的工作，即接收来自肺的富含氧气的血
液，并将其泵至全身。医生使用修补、血管移植等多种手段[①]，
确保有足量的血液进入肺，让新生儿能够存活到进行二期手术。

　　二期手术一般在患儿出生后 6 个月左右时进行。术中，上腔
静脉将被重塑，使其完全绕开心脏，将来自上半身缺乏氧气的血

---

① 准确地说，一期手术将左心房和右心房连通，并将主动脉与右心室连接。

液直接送入肺。①这个操作在很大程度上释放了右心房和右心室，使其有更大余力承担新的职责。

最后，等到患儿长到一岁半至三岁的时候，医生再将其下腔静脉改道。三期手术都做完后，患儿体内回流心脏的全部缺乏氧气的血液都会被直接导入肺，而右心室就可以完全承担左心室的职责，将富含氧气的血液通过主动脉泵至全身了！

像心脏分期改造这样的手术效果显著，拯救过无数生命；目前等待器官移植的患者人数众多，常常等不到移植机会，而经过基因改造的猪心脏等器官能改变这一现状，研究前景也非常光明。

回首过去，我们对心脏的了解，是如何发展到今天这么深入的程度的呢？

很快，你就将看到答案。简言之，这条道路绝非捷径。

---

① 上腔静脉（接收来自上半身的缺乏氧气的血液，并将其导入右心房）被隔断，并直接与肺动脉连接（在正常情况下，将缺乏氧气的血液从右心室导入肺）。

第二部分

我们知道的，
和我们以为我们知道的

古人对人类解剖结构和器官系统生理功能的理解常常变化，既令人瞠目，也令人疑惑。这背后的原因之一，就是古代的医学典籍和文献总是残缺不全的，有些是宏大著作中残存的只言片语，有些则是不同作者共同完成的知识汇编。有时候，这种"合集"的编著可能历时数百年，里边的知识经常前后矛盾。

况且，古代的知识都不能直接通过阅读获取，一切可以读到的知识都是通过现代的翻译为我们所知的。许多古代著作讲解的都是精巧的结构（如动脉、静脉、神经），以及复杂的疾病（如心绞痛和心肌梗死），而翻译工作是相当主观的，是将文字从古代语言力求准确地转变成其他语言的过程。在这个过程中，一定会出现某些词汇偏离原意的情况，这是毋庸置疑的。

古代典籍还有一个不可避免的特点，那就是那个时期的医生和学者有很多观点是错误的。他们的医疗器具原始，行医环境也受到社会和宗教的严格限制，而且和今天的我们不同，许多古代医生不分专科。除了行医，他们写诗、评论政治、针砭时事，还"跨界"研究其他学科，比如数学或者物理学。考虑到这些，我们不妨多去欣赏古代医生们做对的地方，不要吹毛求疵，揪着他们的错误不放。我们还可以以古代人的错误为鉴，提醒自己故步自封是很危险的。古代的医学知识在学者、教师和医生群体之间，靠不假思索的死记硬背代代相传，导致许多错误流传了数百年之久。

心脏和灵魂：
古代和中世纪对循环系统的认识

我们已知的一切和未知的一切相比，还是太少了。

——威廉·哈维，《心血运动论》

古埃及人准备给遗体下葬的时候，会先把遗体的器官依次取出。在制作木乃伊的过程中，他们对死者的心脏怀着极高敬意，认为心脏记录着死者一生的善恶。[1]古埃及人会将心脏置于坛中，或放回死者的胸腔内，这样一来，这颗心脏就能在冥界和女神玛亚特的羽毛比重量。玛亚特是古埃及的真理与正义之神，有权评断心脏的主人生前是否善良①。然而，大脑在古埃及的丧葬文化中就没有这么高的待遇了。人们只会用一把钩子把大脑从鼻孔里粗暴地拽出来丢掉。这样的行为足证古埃及人认为大脑毫无功能，或者全无用处。

---

① 如果死者的心脏比玛亚特的羽毛轻，死者就能在冥界永生。如果心脏比羽毛重，这颗心脏就会立刻被等在天平底下的怪兽阿米特吃掉。

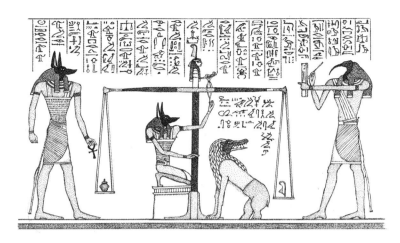

　　如果你设身处地地站在古埃及人的角度想想，就会发现
"心脏是灵魂的居所"这种想法完全合理。1978年，剑桥大学的
历史学家罗杰·弗伦奇就针对这个观点发表过论文。他这样解释
这个问题：生物体是温暖的，它们都会动，既会自发地动，也会
因外界的改变而动；心脏也是温暖的，也会动。心脏的运动是自
发的，[2]这可能和呼吸有关，它显然也可以对外界的变化做出反
应，比如在遇到危险时心跳加速。"在埃及，心脏及其周围的血
管被视为生物的生理核心。"弗伦奇写道，"心跳就是心脏通过血
管在'说话'，血管把必要的分泌物和体液输送到身体各处，还
对各种疾病的产生负有责任，它们携带'生命之息'和'死亡之
息'。"[3]

　　对那些寻找灵魂居所的哲学家来说，心脏就是苦苦追寻的
答案。

　　埃及有些关于心脏的古籍可以追溯到公元前1555年前后，

有些现代翻译版本指出古埃及医生或许已经对有些心脏疾病有了颇为深入的认识，[4]比如心肌梗死，甚至包括动脉瘤。动脉瘤指的是动脉壁变薄导致膨出，产生危险。一般来说，动脉瘤常发于大中型动脉，多见于胸主动脉和腹主动脉，也可见于髂动脉、腘动脉（位于膝盖后侧）、股动脉或颈动脉。动脉瘤常被人称为"无声的杀手"[5]，因为在平时这种病没有症状，可一旦破裂，主动脉上的动脉瘤（以及另一种相关的疾病，主动脉夹层）的致死率可达75%~80%。主动脉夹层是指主动脉内膜撕裂，导致血液渗漏并积存在主动脉壁的内、外膜之间。不断升高的压力让夹层破裂的风险越来越高。现代医学界认为，超声检查可以在动脉瘤破裂之前检查出血管壁膨出，因主动脉瘤破裂和主动脉夹层而死亡的患者中，有90%都可以因此被挽救[①]。

　　然而，历史学家、作家约翰·努恩提醒人们，不要轻易把古埃及人的认知和动脉瘤等具体疾病画上等号。在著作《古埃及医学》（*Ancient Egyptian Medicine*）中，努恩认为医学典籍"难以借用现代心脏病学的概念进行翻译"[6]，因为古埃及和现代的概念体系相差悬殊，也因为象形文字本身就很难准确地翻译出来。

　　不过，虽然古埃及人了解动脉瘤可能只是现代人的推测，但人们公认的是古埃及人相信从鼻子吸入的空气会经由肺进入心脏，然后被心脏泵出，经由动脉流向全身，给全身带来脉搏。这

---

① 因这类疾病去世的人，包括著名的物理学家阿尔伯特·爱因斯坦和演员乔治·斯科特（死于腹主动脉瘤），以及喜剧演员露西尔·鲍尔和约翰·瑞特，后二者死于主动脉夹层。

个观点听着也有点儿奇怪，但努恩指出，如果你拿"富含氧气的血液"来代替他们所谓的空气，"整段叙述其实就和真实情况颇为相近了"[7]。

在当时，埃及的医学知识被其他文化奉为圭臬，因此他们关于循环系统的观点也就被其他文化接纳了。古希腊和古埃及的文化交流广泛，既有直接的交流（比如古希腊的托勒密王朝曾统治埃及275年），也有间接的交流（许多古埃及文学著作曾被希腊人翻译并改编）。因此，在这些文化中，人们对心脏的看法是有众多相似之处的。

希波克拉底（约前460—前377）常被人称作医学之父，现代医学的"希波克拉底誓言"正是用他的名字命名的。希波克拉底是希腊科斯岛一家医学院的院长，因其哲学思想和医学观察而青史留名。除此以外，他还一直致力于将医学与魔法、迷信划清界限。在希波克拉底之前，人们普遍认为所有的疾病都是众神的惩罚，预防或治疗疾病的唯一方法就是用赞颂、纳贡、祭祀或祈祷的方法来取悦神明。但希波克拉底深受埃及医学思想的影响，强调清洁环境和健康饮食等概念。他还认为人体内有动脉系统，内部充满空气，这应该也是受了古埃及人的影响。举个例子，希波克拉底认定气管属于动脉，[8]这也就是为什么气管最早在希腊语里被称为"*arteria aspera*"——意为粗糙的动脉。

希波克拉底是不是也和古埃及医生一样，认为心脏是灵魂的居所，这一点我们还不清楚。他在著作中表达过前后矛盾的观点，有时候说是心脏，有时候又说是大脑，历史学家认为这有可能是因为我们无法分辨所有署名希波克拉底的著作中哪些真的是他写的，哪些是他的门徒或同行写的。[9]

目前我们可以确定的是，在希波克拉底之前不久，古希腊还有另一位自然哲学家、医学家阿尔克迈翁（Alcmaeon of Croton）。关于人体如何运作，阿尔克迈翁提出了一套在当时极具开创性的理论。在公元前480年到公元前440年这段时间，他提出大脑才是人体最重要的器官。他认为，大脑不仅是智力的源头，还是眼睛等感觉器官的必要"伙伴"。这一论断让阿尔克迈翁成了史上第一位"脑本位主义者"，也就是信奉人体的功能均以大脑为中心的人。但在他之后的好几个世纪里，"脑本位"理论都上不了台面，"心本位"理论才是主流。

"心本位主义者"中最著名的一位就是亚里士多德（前384—前322）。虽然亚里士多德被后世称为"生物学之父"，但他对心脏、大脑、肺等器官的认识并不准确。他能赢得这一名号，更多的是因为他是生物分类学的开山鼻祖。亚里士多德仔细观察过几百种动植物，并对许多物种进行过解剖，利用观察到的动植物特征（如有无血液）开创了一个系统，让所有生物都可以被分类研究。

亚里士多德观察过小鸡胚胎的心脏活动，发现心脏是第一个发育的器官。他提出假设，认为大型动物（如人类）的心脏都有三个腔室，即左腔、右腔和中腔，[①]而中型动物的心脏有两个

---

① 有人认为亚里士多德没有将右心房看作单独的腔室，仅认为这是上腔静脉和心脏的一个膨大的连接处。

腔，小型动物的心脏就只有一个腔了。

亚里士多德还认为心脏是人体最重要的器官，是智力、情绪和灵魂的居所。[①]他对神经系统全无认知，因此指出心脏是所有外来感觉信息的处理中心，眼睛、耳朵等器官将信号通过血管传递给心脏。至于大脑，亚里士多德给它安排了一份非常平凡的工作——差不多就是一个散热器，冷却心脏用的。

亚里士多德身后500年，盖伦（约129—200）出生在爱琴海岸的小城帕加马。帕加马本是古希腊的一部分，在盖伦的年代已经并入了罗马帝国。[②]盖伦是一位建筑师的儿子，家境富有，最终走上了医生和哲学家的道路。他在医学界的影响极为深远，其学说（以及他的门徒们的学说）在之后的差不多1 500年里都占据着统治地位。

盖伦受到希波克拉底影响，年轻时四处游历，在埃及亚历山大港（当时科学和医学发展的中心）等地获得了丰富的行医经验。他信奉亚里士多德的思想，相信灵魂的存在和灵魂与器官的紧密联系，而他自己很快也将亲眼进行这样的观察。

盖伦在家乡的罗马角斗士学校当过医生，在职期间，他对人体的解剖结构产生了浓厚的兴趣。治疗过大量划伤、砍伤和外伤截肢的病人后，盖伦发现他可以向伤口施用收敛剂（如醋）来

---

① 雅典哲学家柏拉图（生于公元前约425年）认为人的灵魂分为三个部分：理性存在于脑中，处理逻辑；激情存在于胸中，与愤怒相关；而最低的欲望存在于胃和肝脏中，控制全身的邪念和欲望。

② 现属土耳其。

抑制出血。收敛剂能让血管收缩，减少伤口流出的血量。同时，他还会使用在酒中浸泡过的绷带和含有香料的软膏来促进伤口愈合，防止感染。虽然他本人对感染是什么以及感染的成因毫不知情，但治疗过程中使用的酒很可能抑制了细菌的滋生。

盖伦将外伤称为"身体之窗"。公元160年前后，他搬到罗马居住，随即发现罗马城禁止人体解剖，他的理论也受到了影响。古希腊也有过禁止人体解剖的禁令，只在公元前3世纪初短暂地放开过，但就在那一小段时间出现了很多大发现。那时候，医生赫罗菲拉斯（Herophilus of Chalcedon）和年轻的后辈埃拉西斯特拉图斯（Erasistratus of Ceos）对死刑犯进行过活体解剖。[10]在解剖实践中，赫罗菲拉斯发现了心脏瓣膜，而埃拉西斯特拉图斯则解释了心脏瓣膜的单向通过性。后者还发现心脏是一个泵。[11]此外，二人一起发现了动脉和静脉在结构和功能上的区别，但他们均未能纠正当时认为动脉中充满空气的错误观点。①

对人体解剖施以禁令，无疑严重地阻碍了古希腊和罗马的医学和生理学进步。在赫罗菲拉斯和埃拉西斯特拉图斯之后，这条禁令在西方世界持续了1 800年之久，其间鲜有例外，直到14世纪才终于被意大利废除。

1992年，耶鲁大学的历史学家海因里希·冯·施塔登提出问题：为什么人体解剖在古希腊被视为禁忌？他总结了两条主要原

---

① 他们二人研究的远不止心脏和循环系统。赫罗菲拉斯研究过大脑、颅神经、肝脏和子宫，他还鉴别出了眼睛的四层膜，其中角膜、脉络膜和视网膜都是首次被发现。

因。第一，当时令人生畏的文化传统认为尸体具有毒害和腐蚀的力量。任何人只要和尸体有接触，哪怕只是看了一眼爱人的遗体，就都必须经过漫长的"净化"过程，环节包括泡澡、外涂各种物质（如血液、泥土）、烟熏，还有祷告。[12]在死者的住处和埋葬地点，人们也会进行类似的仪式。因此任何进行人体解剖的人都跨越了当时文化传统所能接受的极限，脏污程度堪比犯罪。[13]

冯·施塔登分析，第二个让希腊人禁止人体解剖的原因是割破皮肤背后的负面含义。他指出，希腊人认为皮肤"象征着整体与和谐"[14]。据此推测，战争时期应该属于例外，此时希腊人可以刺穿、砍削、切开敌人的身体。

几百年后，盖伦在罗马也碰上了同样的禁令，因此他只得借助动物实验来推断人类循环系统的结构。他的实验品包括猕猴等猿类，还有猪、绵羊、山羊和狗等，实验的场所常常不避人，所以名声也越来越大。盖伦延续着前辈的进展，将心脏描述为一个带有阀门的泵，同时驳斥了长久以来人们认为动脉中流淌着空气而非血液的观点。他将狗的动脉在水下割开，血液（而非空气）在水中散逸而出。[15]据此，盖伦彻底证明了古埃及和古希腊医生的错误，表明了动脉不是呼吸系统的一部分。

盖伦对其他器官系统也颇有研究。他指出了膀胱和肾脏的基本功能，验证并区分了颅神经和脊神经的功能，证明了大脑——而非心脏——才是感觉传导通路和运动传导通路（也就是信息传入和传出身体的通路）的核心。

不过，盖伦给我们留下的遗产中也有很多错漏。站在今天回顾过去，我们可以说盖伦的部分错误是因为他无法搜集到人体进行解剖。比如，他对肾脏的认知来源于狗，可犬类的右肾位置略高于左肾，而人类恰恰相反。

盖伦留下的一个更大的错误在于人体的"运行方式"。他认为动脉血和静脉血是完全不同的物质，流经不同的器官。用他的话说，静脉血是浓稠、暗色的，由肝脏以吃下的食物为原料制造，最终流入心脏的右侧，然后由心脏泵出，为全身提供营养。区隔左右心室的心室壁上有肉眼看不见的小孔，在静脉血流入心脏后，一部分血液透过这些小孔渗入心脏左侧。根据盖伦的理论，血液将在这里和"气"（pneuma）混合。"气"是一种气态、有灵性的物质，从周围的空气中提取而出，通过气管和肺进入人体，最终被运送至心脏左侧。盖伦总结道，融合了"气"的静脉血就是动脉血，更加温暖，颜色也更鲜亮，因此成了"生命精气"。这些"生命精气"经由动脉，游弋全身。血液流入大脑后与"动物精气"（animal spirit）混合，而"动物精气"平常就在中空的神经中流淌。至于代谢废物，盖伦称之为"黑烟"（sooty fumes），可以通过呼吸，从气管排出。

哎呀！

从解剖学的角度看，在盖伦关于循环系统的所有谬误中，最严重的应该就是他没能认识到体循环和肺循环之间的关系，换句话说，就是没能发现血液经由肺从心脏右侧流向心脏左侧。盖伦提出的理论是心脏的左右两侧靠一些看不见的小孔连通，这直接把人们对循环系统的理解引向了歧途，误导了人们长达数个世纪。

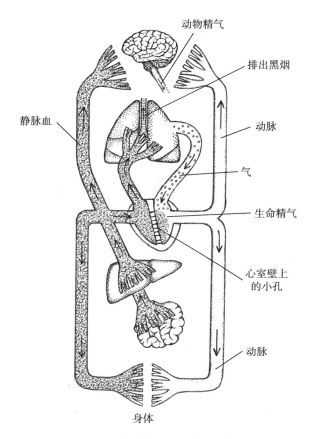

動物精气

排出黑烟

静脉血

动脉

气

生命精气

心室壁上
的小孔

动脉

身体

盖伦的循环系统模型

还有一点很令人遗憾，盖伦对希波克拉底早他600年提出的四体液说深信不疑。四体液说是指认为人体中有四种由肝脏和脾脏产生的物质——体液，分别为血液、黏液、黄胆汁和黑胆汁[①]。

---

① 盖伦从没亲眼见过黑胆汁，但他显然觉得这无关紧要。其实没人见过黑胆汁，因为这东西根本不存在。

四种体液对应着自然界的四种元素——空气、水、火和土，而且每种体液都具有热、冷、湿、干四种性质中的两种。上述排列组合令人摸不着头脑，因为不同文献中的记载不尽相同，不过最为关键的是，如果你想保持身心健康，就必须维持四种体液的平衡，因为每种体液对人体有着与其特性相应的影响。

正因为有了这套理论，医师们及当时所谓的理发师医匠①们在之后的几百年里都在探索应对体液过量的方法。举个例子，发热，以及伴随发热出现的脸颊潮红、心跳加速等症状会被视为血液过多导致的结果，于是当时的医务人员就靠减少血液量来缓解，经常给患者放血。人们相信，冷静、平和、面色发绀（青紫），比狂热、躁动、面色潮红更健康。

类似地，盖伦认为，各种体液以不同的比例混合能让人们显示出不同的性格特征。"多血质"的人，体液主要是血液，性格乐观，喜好交往；而"胆汁质"的人没有耐心、暴躁易怒；"抑郁质"的人充满黑胆汁，容易忧伤；"黏液质"的人看似安静沉寂、冷漠平和。这些词汇，直到今天我们还能听到有人在用，虽然今天的人们已经不会再拿它们来武断地定义一个人的性格，只是用来形容暂时的精神状态，但其在历史上有过的重要地位可见一斑。

虽然盖伦犯过很多错误，但考虑到当时的实际情况，这也

---

① 理发师医匠是欧洲中世纪的行医者，他们在负责理发的同时为病人实施截肢手术（毕竟他们已经有刀了），也会做一些帮助维持液平衡的操作，如给病人灌肠或开催吐剂。

是可以理解的。他的理论给科学发展带来的真正打击并非出自他个人，而是中世纪的教会认为他"受到了神的点拨"，无可挑剔，这才保证了其理论得以长久地流传。盖伦著作等身，现存的著作就有将近300万字。罗马帝国陷落后，他和其他罗马科学家名声受损，著作没能立刻从古希腊语被翻译成拉丁语（当时学术交流所用的语言）。不过在中世纪前期，盖伦的著作主要被叙利亚的基督教科学家翻译成了阿拉伯语，后续又从阿拉伯语被翻译成了拉丁语。盖伦本人不信基督教，但其著作因众多译者的信仰而带上了越来越浓的基督教色彩。经过这么"折腾"，他的著作越来越迎合中世纪教会的口味，其后果是灾难性的。

教会对盖伦等一众理论与教义可融合的科学家十分偏爱，这导致盖伦充满错误的理论在世界各地都被奉为不可挑战的医学至理。216年左右盖伦去世，可他的理论在他死后还流传了1 000多年。直到进入16世纪后，许多探寻真理的医生才发现他们在典籍中读到的内容和他们的实际观察结果不符。最终，这场由教会支持的对新医学研究的打压，变成了知识的蛰眠，甚至可以说是一场漫长的"冬眠"。

受到盖伦的影响而流行起来的医疗操作，其中之一就是我们刚刚提到过的放血。放血一直流行到了20世纪前夕，"寿命"长得惊人。最早把放血当成医疗手段的是埃及人，然后这种操作逐渐传入古希腊和古罗马，并在19世纪的欧洲达到顶峰。那时候的医生和理发师医匠笃信四体液说，使用经过特殊设计的放血器械来治疗多种疾病，包括鼠疫、天花、肝炎等。女人要靠放血来"治疗"月经，准备进行截肢手术的人要靠放血来减少在肢体中循环的血量，甚至连溺水的人都要靠放血来拯救！

相反，有些被诊断为"缺血"的病人，则会被强迫喝下刚处决的犯人的鲜血。古罗马的癫痫患者会喝下刚被杀死的角斗士的血，这可能就是这种操作的起源。医学史学家费迪南德·彼得·穆格和阿克塞尔·卡伦贝格进行过调研，发现有些古罗马医生认定饮血可以治疗疾病。[16]部分癫痫患者的症状确实自愈了，这无疑被人当成了这种说法的佐证，但其实根本与饮血无关。

放血操作"挺过"了文艺复兴和工业革命，一直持续到19世纪才终于为人摒弃，听起来很不可思议吧。从欧洲到北美，科学和艺术都在不断地进步着，唯独医学在许多方面却停滞不前。而且，就算很多地方禁用了用于放血的"医疗器械"，比如放血刀（外形就是一把小折刀）和放血箱（内置多个刀片的小箱子，患者需将手指插入箱内），人们也还能搬出一种更加古老的放血"工具"——欧洲医蛭（*Hirudo medicinalis*）。欧洲医蛭是一种水蛭，属于环节动物（和蚯蚓一样），具有锯齿一样的牙齿，唾液中含有一系列抗凝血剂，以吸血量大闻名。医生利用这些特点，拿它们来治各种疾病，从头疼脑热到精神疾病都少不了用它们。

将水蛭用于治疗目的，最早可能源于印度的阿育吠陀医学。这是一套全身治疗体系，起源于3 000多年前的印度。在近代的雕塑中，古印度的医神昙梵陀利就常常手握水蛭。

至于欧洲人是怎么学会使用水蛭来治病的，有一种说法是这种疗法沿着贸易之路从中东或印度传入了欧洲。不过，就算古埃及和古希腊的医生们真的从印度和中东的医生那里有所借鉴，"水蛭疗法"肯定也有好几个独立的发源地。这是毋庸置疑的，因为阿兹特克文明和玛雅文明也用水蛭治病。在每种文明中，医生利用水蛭的原因是类似的，都是因为有一套类似的体液学说：通过让人体内拥有不同能量的"元素"达到平衡，人就能重获健康。

历史上对水蛭最变态的用法，是由16世纪的法国历史学家皮埃尔·德布朗托姆记录的。他写道，在新婚之夜夫妇圆房之前，人们会把水蛭塞到新娘的阴道里去。为什么呢？是因为这么做可以让新娘"像个处女"：

> 水蛭在吸血后会留下一串小小水泡，内部充满血液。[17]当新郎在新婚之夜雄赳赳地进入之后，他就会弄破水泡，血液就会从中流出来。

根据德布朗托姆的记录，利用水蛭为新娘伪造处女身份，并让丈夫为其粗暴"破处"，总是能制造出一种床笫间的"极乐"："下体沐浴在鲜血当中，双方都感到极大的满足……男人的自尊便也保住了。"

哦。

欧洲人喜欢用水蛭吸食人血，但在明面上对放血治疗避而不谈，这一点全世界都一样，可能是难以启齿吧。比如在美国，其实很少有人知道，1799年几名医生为了治疗开国总统华盛顿的咽部感染，抽走了他差不多80盎司（约2.4升）的血液——他全身总血量的约40%！

除放血外，华盛顿还被发疱（据说能带走疾病，但过程痛苦），同时被催吐、被灌肠，全身上下都不得安宁。有记载称他在治疗过程中疼痛万分，身体迅速衰弱，陷入了昏迷。在今天看来，华盛顿陷入了失血性休克，结果第二天就去世了。起初，我怀疑这些医生是什么江湖骗子，但在回顾这段历史时我查看了总统医疗团队的资质，发现他们并非能力不足。[18] 相反，华盛顿身居高位，为他诊治的医生们自然也属一流，真正的问题在于当时的医学界依然深信盖伦相信的那套漏洞百出的四体液说。这玩意儿很可能是希波克拉底从更古老的古埃及、美索不达米亚甚至印度阿育吠陀医学中借鉴得来的，结果却在西方医学界代代相传，被捧上神坛。

进入19世纪，人们对水蛭的利用达到了一个高潮，原因是拿破仑的首席军医弗朗索瓦–约瑟夫·维克多·布鲁赛都在为它背书。布鲁赛亲切地管水蛭叫"医学吸血鬼"，据说他不管碰见有什么症状的病人，都先往他们身上挂30条水蛭。[19]病人病情严重时，布鲁赛甚至还同时往他们身上放过50条水蛭，搞得病人乍看之下就像穿了一身闪亮的锁子甲。追逐时髦的女士们注意到了这一点，开始纷纷把水蛭绣上衣裙。借着盛名，布鲁赛把水蛭在法国的流行推向了高潮，光1833年这一年法国就消耗了4 200万条水蛭。这让当时不少家庭作坊开始养殖水蛭，做法也很简单，只需把一头老马牵到一片浅塘里，然后拿个筐，等着收获吸在寄主身上的水蛭就行。可怜的老马。

20世纪初，随着抗生素流行，"水蛭疗法"逐渐淡出了人们的视线，只在70年代前后重新被人们用起来。当时，医生们开始使用显微外科手术重新接合断肢。重新吻合血管壁较厚的动脉一般不成问题，所以富含氧气的血液可以流入接好的组织。真正的难点是难以真正吻合血管壁较薄的静脉。断肢再植后，静脉血常常发生停留、凝固，而不回流至心脏，此时接好的组织无疑会坏死。然而，医生们发现，若此时将水蛭置于接好的组织周围，它们就能形成一套套"体外循环系统"，把人体内充满代谢废物和二氧化碳的静脉血吸出来，而且不影响动脉血滋润断肢、为断肢提供营养。与此同时，水蛭唾液中的抗凝血剂还能抑制血栓生成。等到患者自己长出新的静脉血管，血液循环恢复正常，"水蛭疗法"就可以停止了。通常，一场手术就可以消耗上百条水蛭，而这些"小英雄"的结局却不太体面，往往被人丢在致命的酒精里处理掉。[①]

幸好，在西方医学被盖伦的错误理论拖累几百年的时候，世界其他地方的科学家还能自由地进行探索。

在美国的一档电视智力竞赛节目《危险边缘》（*Jeopardy*）中，如果提出"威廉·哈维是什么人？"，那么势必有人会回答："第一个正确地指出血液如何流入和流出肺的人。"威廉·哈维是

---

① 现代替代医学认为，水蛭的唾液中除了抗凝血剂以外，还含有一系列生物活性物质，如具有抗炎、麻醉效果的物质，可用于治疗水肿和血栓。[20]

17世纪的英国医生，但准确地说，肺循环早在哈维出生前300年就已经被人发现了。那时候全天下都笃信盖伦的学说，那些针对血液循环提出不同意见的探索者堪称"冒天下之大不韪"。

伊本·纳菲斯[①]（约1210—1288）出生于叙利亚，博学，早年在大马士革学医，后任开罗曼苏里医院院长。29岁时，伊本·纳菲斯出版了他最有名的学术专著《阿维森纳〈医典〉解剖学评论》（*Commentary on Anatomy In Avicenna's Canon*）。阿维森纳是个拉丁文名字，指的是波斯学者阿布·阿里·侯赛因·伊本·西拿。这位学者活跃在1世纪，针对许多主题都写过精彩的论著。在医学方面，阿维森纳研习过盖伦的理论，并根据自己的研究对其进行校正后才教给学生。他还深受亚里士多德影响，认定心脏才是人体的控制中心，而非大脑。阿维森纳最著名的著作《医典》（*Canon of Medicine*）是一部五卷本的医学百科全书，融合了亚里士多德的观点，以及波斯、希腊、罗马和印度的医学理论，还有盖伦的解剖学与生理学论断。这部著作在中世纪成了标准的医学教材，还被翻译成了欧洲的学术语言——拉丁语。直到18世纪，《医典》仍在被广泛地使用。

评论阿维森纳的著作时，伊本·纳菲斯指出了一个困扰医生和解剖学家上千年的问题，那就是心室壁上看不见的小孔到底在哪里。盖伦说血液要通过这些小孔从右心室进入左心室，可伊本·纳菲斯在研究过比较解剖学（也可能真的解剖过人体）之后

[①] 他的全名为阿拉丁·阿布·哈桑·阿里·伊本·阿比–哈兹姆·卡什·迪马什奇，但通常人们只叫他伊本·纳菲斯。

认为，盖伦提出心脏内有小孔，很可能是因为他根本就不知道大量的血液是不断经由肺从心脏的右侧流向左侧的，[21]肺才是左右心室之间的"沟通桥梁"。伊本·纳菲斯写道：

> 心室是闭合的，没有阿维森纳和盖伦所谓的明显开口和通路适合让血液通过。[22]心脏上没有小孔，而且心室壁很厚，血液必定在被稀释后通过肺动脉进入肺脏，充入营养物质并与空气混合后……再通过肺静脉，最终抵达心脏左侧的腔室。

伊本·纳菲斯就这样成了史上第一个发现心脏左右两侧连接通路的人。直到400年后，他的观察结果才终于被验证。解剖学家马尔切洛·马尔比基使用原始的显微镜观察到了肺部细小的毛细血管缠绕在一个个"小气囊"，也就是肺泡上的现象。通过探索这些毛细血管，他最终把肺动脉和肺静脉的功能联系了起来，[23]即肺动脉带着缺乏氧气的血液进入肺，而肺静脉带着富含氧气的血液返回心脏。①

遗憾的是，虽然伊本·纳菲斯是史上第一个正确指出肺循环存在的人，但他的学说没能在西方医学界引起什么反响，反而被人们遗忘了。直到1924年，一名埃及医生才在柏林的一座图书馆里找到了其著作的一个抄本。[24]

---

① 这也是人体内唯——个由静脉携带动脉血，由动脉携带静脉血的实例。（人体内动脉和静脉的命名原则：动脉离心而去，静脉回心而来。——审校注）

无独有偶，传统中医关于心脏和循环系统也有自己的一套理论。2 000多年以来，中国人都认为心脏是"百官之首"。在历史上，中医和西医对心脏基本功能的认识是差不多同步的，但中医至今都认为心脏主管神智。我们在后面还会提到中医，不过中医并不是本书想讨论的主要内容。

如上所述，剑桥出身的哈维（1578—1657）并不像一般的历史书中所介绍的那样，是心脏研究方面的先驱，但他无疑是最出名的，还是第一位指出人体就像机械、每个器官都有一种或多种独特功能的西方科学家。哈维利用科学方法，将血液循环解释成一种自然现象，但这常常与《圣经》的教条或盖伦的学说相悖，因此总会引起宗教和政治上的问题。通过使用蛇、鱼的血管，以及人类胳膊的浅表动静脉血管进行实验，哈维发现循环系统的工作遵循物理规律，血液的流动是心脏搏动的结果。在17世纪初，这一发现极具争议，但从某种意义上讲，这一发现为后来启蒙运动①时期的医学进步打下了基础。不过，哈维也受到了时代的制约（他还是英国教会的一员），没能打破当时人们对心脏的玄学印象，依然认为心脏控制着精神，是全部情绪的"居所"。

这种现代医学知识和根深蒂固的信仰之间的冲突，能够解释为什么理论和实操总是割裂的。虽然解剖学和生理学已经有了

---

① 通常认为，启蒙运动是一场学术和哲学都取得长足进步的运动，从17世纪中叶持续到了19世纪初。

很大的发展，但人们对抗疾病的能力没有取得对等的进步。在体液学说退出历史舞台之后，用水蛭来"让静脉呼吸"的疗法依然屹立不倒，这就是实操跟不上理论发展的实例。当时人们对尚无法治愈的疾病所做的一切尝试中，几乎都能找到这种割裂的影子。

1628年，哈维发表了他的经典著作《心血运动论》。这部著作引起了很大反响，但在发表时，他其实是第三个或第四个站出来纠正盖伦错误的人，并非第一个正确找出血液出入肺脏途径的欧洲科学家。

迈克尔·塞尔维特（约1511—1553）来自西班牙，他研究得出了和伊本·纳菲斯差不多的结论，即盖伦所说的"看不见的小孔"不存在，以及肺循环和体循环之间的真正联系。但有一说一，塞尔维特在提出这个理论时很可能"借鉴"了伊本·纳菲斯未受认可的观点，不过他的观点是不是原创我们不作讨论。1553年，塞尔维特在长达700页的著作《基督教的复兴》（*The Restoration of Christianity*）中如是写道：

> 人们普遍认为（心脏左右两侧的）沟通是通过中央的心室壁完成的，但其实不然。[25]去除废物后的血液离开右心室，会走上一段漫长的道路，通过肺。血液被肺处理，变为橙红色，然后由肺动脉流向肺静脉，真是巧妙的安排。

不过很可惜，塞尔维特在著作中否认的可不只是盖伦的血液循环理论。在书中，他写满了亵渎神明的言论，甚至扬言反对婴儿洗礼和"三位一体"论。这让塞尔维特陷入了极为尴尬的境地，权势滔天的罗马教廷和新兴起的新教势力都被他激怒，很快就指控他为异端。

1553年4月4日，塞尔维特被逮捕，但三天后他就越狱了。法国宗教裁判所做出缺席判决，裁定他应该被处决，于是人们放火烧了他的雕像，还用空白的纸张代替真正的书籍，一并施以火刑。

在逃往意大利的途中，塞尔维特在日内瓦被人抓住。罗马教廷和新教教会此时显示出了惊人的默契，一致决定将他处以死刑——这次他可不能缺席了。每个人看起来都认定塞尔维特罪不容诛，必须被烧死，但没想到德高望重的新教牧师约翰·加尔文挺身而出，要求宽恕他。这可能是因为塞尔维特在参加加尔文的布道大会时被人抓住，加尔文心有不忍。然而，加尔文的求情没能改变审判结果，于是他又转而请求教会改用斩首，不要把他绑在柱子上烧死。最后，教会写信批评加尔文过分宽容，而塞尔维特也难逃和自己的著作（这次用的是真书）一起被处以火刑的命运。至于塞尔维特的著述，据说他死后只留下三本幸免于难，被人藏了起来，以免被毁。《基督教的复兴》从公众的视线中消失，对医学来讲，等于是塞尔维特关于肺循环的论述彻底被人遗忘了。[26]

进入12世纪后，罗马天主教廷对人体解剖的禁令逐渐松动，只要解剖行为不是由神职人员主持且在大学校园内进行，就都可以接受。借此东风，建立于1222年、位于意大利北部的帕多瓦大学就成了学者和医生研究人体解剖学的圣地。到了16世纪中叶，帕多瓦大学更是由于解剖学教室的发达和比利时解剖学家安德烈亚斯·维萨里（1514—1564）经常光顾而驰名。那个时候，宗教、道德和美学针对人体解剖的禁令在拖累医学界几百年后终于得以取消，而维萨里在这一学科成了先锋，用盖伦无法实施的方式对人体进行了研究。他绘制了一大套精美、细致的解剖图谱分发给学生，并经常在课上大谈盖伦的错误。1543年，维萨里发表了代表作《人体的构造》（*De humani corporis fabrica libri septum*）。在书中，他强调直接观察是学习人体解剖学的重要方法。维萨里对盖伦的质疑在字里行间体现得淋漓尽致。在1555年发表的第二版中有一句话说血液"把心室之间的隔膜充分浸透，从右心室流向左心室"[27]，为了修改这句话，他甚至对全文进行了一次修订，直接改成了"我看不到任何一点儿血液透过隔膜，从右心室流向左心室"[28]。然而，维萨里没能提出自己关于体循环和肺循环的观点。除此以外，他还指出在解剖结构上，动物和人类有着重要的差别（盖伦主要依靠解剖动物做研究）。维萨里在诸多器官系统的研究中都颇有建树，但他最大的贡献还要数把心脏看成全身血液循环的"泵"这一项。正好进入16世纪后，机械泵开始广泛应用，将水运向各处。

虽然人体解剖的禁令解除，帕多瓦大学许可维萨里做解剖研究，但是他动不动就搞出和几百年来的医学传统相悖的结论，这依然让罗马教廷很恼火。就比如，他观察到男人和女人拥有同样多的肋骨，这可跟《圣经》说的不一样（虽然他是对的）。维萨里在从"圣城"耶路撒冷返回的旅程中离奇死亡，有人猜测他是因为解剖了一位还活着的贵族，才逃出西班牙的。但这种传闻缺乏证据，因此为维萨里作传的查尔斯·奥马利并未采信。[29] 奥马利指出，这趟朝圣之旅很可能是维萨里逃离西班牙皇室的借口，他希望能重新回到帕多瓦大学，谋回过去的教职。可惜，不管出于什么原因出发，在到达扎金索斯岛（现属希腊）时，维萨里去世了，死因不详。现代传记作家认为，艰苦的航行条件、海难、传染病都是可能的死因。[30]

后来，维萨里的一位学生马泰奥·雷亚尔多·科隆博（约1516—1559）接替了老师的位置，成了帕多瓦大学的解剖学教授。1559 年，科隆博发表《解剖学》（De re anatomica）。在关于心脏和动脉的章节中，他做出了关于肺循环的精确论述，比哈维更早一步：

> 所有人都认为两个心室中间的隔膜开放了一条让血液由右心室流向左心室的通道 [31]……但这是大错特错的，血液应是由肺动脉流入肺，然后在肺中被稀释，最后混合着空气经由肺静脉流入左心室。迄今为止，没有人在著作中写到这一点，但我们都尤其应该观察到这一结果。

最终，波斯学者、西班牙医生和比利时、意大利的这两位解剖学家都没能因为对循环系统的研究而名垂青史，可他们分别指出了血液从右心室流向左心室的正确路径，尽管详尽程度不同，我依然为他们感到不公。伊本·纳菲斯、塞尔维特、维萨里和科隆博的著作可分别比哈维的著作（1628年）早发表了389年[①]、75年、73年和69年呢！

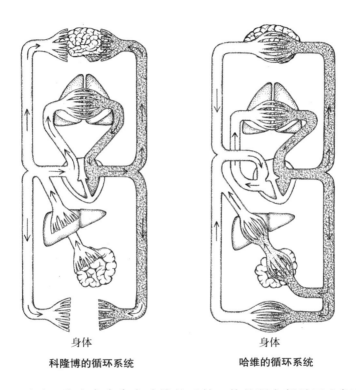

科隆博的循环系统　　　　哈维的循环系统

不过，我也完全肯定哈维的贡献，他的研究帮助医生们打好了许多基础，甚至可以说他的研究开创了现代心脏病学。他以

---

① 大致估算的年份。

科学观察为依据的研究方法成了后世追随者的"行动指南"，让后世的研究者对心脏和循环系统的工作方式，以及研究它们的方法有了基本的见解。

当然，针对心脏和循环系统，亟待进行的研究还有很多，比如科学家还在探究脉搏和血压，还在改进听心音的器具，再比如还有人在研究循环系统和呼吸系统之间的气体交换，以及不断新增的各种循环系统缺陷和疾病。但远在血液的本质和血液流向全身的通路被发现之前，有些17世纪的医生就已经开始思考，在人生病时，与其把这些红色的体液给抽出来，倒不如多往身体里注入一些更为合理。

输入体内的应该是什么？
从早期输血、输奶到静脉注射

在生命被死亡占有前，几乎所有的血液都会被替换成啤酒。

——理查德·洛尔，《心脏学论》

1666 年，有人说如果一对夫妇不和，他们就应该互相给对方输血。让对方的血液在自己的体内融合后，就能夫妻和睦了。

——赛勒斯·斯特吉斯，《输血的历史》

1614 年，德国医生、化学家安德烈亚斯·利巴菲乌斯（约 1540—1616）成了第一个指出输血（而非放血）能成为治病方法的人。[1]他还想出了一种实现输血的方法，即给血管外接管子，但同时也强调这种操作难点繁多，不能鲁莽尝试。从结果来看，此话一点儿也不假。

我来给现代的读者解释一下：早期的输血和静脉注射操作，

往好听了说是很诡异，搞得不好的话，看起来就很可怕。这当然是因为那个时代的人们还没弄明白循环系统的本质和血液在其中穿行的方式，好不容易想出来的理论，大部分还是错的。

有无数文字和口头的传闻称，人类历史上第一个接受输血的人是教皇英诺森八世，时间是1492年。这位教皇给后世留下的最深刻的印象就是他对男女巫师的审判，还有1483年他任命臭名昭著的托马斯·德托克马达为西班牙宗教裁判所大法官①。有些19世纪的野史²里说，1492年时教皇已然病入膏肓，几年间多次陷入昏迷。³（考虑到他残忍至极，有人会认为这种状态反而是好事。）在所有试图拯救教皇的努力都失败后，一位犹太医生毛遂自荐，想尝试一种新技术。意大利作家帕斯夸莱·维拉里这样写道：

> 老教皇俯卧着，全身的血液都是从一个少年的血管里流出的。⁴他必须把自己的一切都献给教皇。这项艰难的实验被重复了三次，献血的三个少年全都毙命了（但教皇丝毫没有好转），可能是因为空气已经进入了他们的血管。

1954年，荷兰医学史学家赫里特·林德布姆（Gerrit Lindeboom）做了详尽的调研，⁵但并未找到任何证据证明这个故

---

① 当上西班牙宗教裁判所大法官后，德托克马达的目标是清除西班牙国内的异端分子，主要是那些只在名义上皈依天主教的犹太人和穆斯林，手段包括驱逐、虐待、处决等。

事真实发生过。林德布姆评价杜撰这个故事的人，称："此人用他生动的想象力编出了虚假的历史。"[6] 教皇输血的故事也有一丝"血祭诽谤"的味道，和人们几百年来诽谤犹太人利用基督教徒孩子们的血液去献祭的行为异曲同工。

15世纪，人们普遍相信饮用人类鲜血有治病的功效，所以事实真相更有可能是处于弥留之际的教皇在医生的指导下喝下了用孩童的血制成的药剂，不过这种说法也有可能只是后人的诽谤罢了。

成功且安全的输血技术直到20世纪到来时才出现。在此之前，医生们尝试过把各种物质（也包括鲜血）注入患者的血管，在无数人经历过这种痛苦折磨之后，医生们才就此收手。

克里斯托弗·雷恩（1632—1723）是一名英国数学家、建筑师，最著名的作品是伦敦的圣保罗大教堂。他对解剖学和生理学实验也极有兴趣。在一封1656年的信件中，雷恩写道：

> 我最近做过的最重要的实验[7]就是这个：我把大量葡萄酒和啤酒通过血管注入了一条活狗的血液当中，直到它被我搞得酩酊大醉，但很快它就把酒都给尿出去了……我还用同样的方法试过鸦片和草药等，但这些东西要等很久才能看出效果。我还想做更多实验，很期待结果，将来也会多多关注生理学的理论和实践。

至于为什么要把酒注入血管，背后的原因又是来自我们的老朋友——古罗马医生盖伦。盖伦认为这么做能帮助肝脏造血。这种做法也被英国剧作家克里斯托弗·马洛写进了戏剧《帖木儿大帝》。该剧创作于1587年前后：

把酒水注满他们空虚的血管，酒水便可化成深红的鲜血。[8]

给病人"输酒"的做法一直持续到了17世纪60年代，之后便有医生开始思考如何给人类的身体注入真正的血液。英国和法国一向不和，两国的医生也互不承认对方在输血方面的研究成果，都想独占鳌头。我梳理了两国的研究历史，发现了这两项确定的相近成果：1665年，英国医生理查德·洛厄（1632—1691）完成了史上第一次直接输血，对象是两条狗。他将血液从一条狗的颈动脉输出，输入另一条狗的颈静脉。在利用每对狗进行实验前，洛尔都会把受体狗提前放血到濒死的状态，然后使其接受供体狗的血液以重获新生。1667年，法国医生让-巴蒂斯特·德尼（约1635—1704）首次将输血应用到人体，不过他用的供体不是人类[①]。

两年后，受到洛尔启发的德尼用金属细管和中空的鹅毛打造了一套器械，开始给病人输牛血和绵羊血。他的首批病人中有

---

① 1941年，美国医生赛勒斯·斯特吉斯曾在美国医学图书馆协会的年会上发表了一篇关于输血历史的论文，称德尼所用的供体是一头小牛，但也有其他资料称该供体是绵羊。

一位叫安东尼·莫鲁瓦，接受的是牛血。[①]据说莫鲁瓦患有"躁郁型精神病"[9]，给他选择牛血看似不合情理，但其实是因为当时人们认为不管是什么原因导致莫鲁瓦打老婆、四处裸奔、放火烧家，牛血的"温和"都能治愈他。

德尼首先将莫鲁瓦绑在椅子上放血，为的是放出他身体里的"坏血"，为"好血"腾地方。接着，他把金属细管插入病人胳膊上的静脉，通过细管给病人输了差不多6盎司（约170毫升）的牛血。此时，莫鲁瓦抱怨称胳膊里似乎有东西在烧，但无其他严重副作用。小睡一会儿后，莫鲁瓦醒来，精神平静。这在不少观看了这场输血的旁观者看来，可比他之前的暴躁行为好多了。

莫鲁瓦的妻子提议让医生第二天再输一次血，但不幸的是，第二次输血就没那么成功了。这一次输血后，病人开始大量流汗，一次次地将刚吃过的午饭（据说是培根和肥肉）吐出来，呕吐的间隙说自己后腰剧痛，胳膊和腋下都像着了火。没过多久，莫鲁瓦就开始打寒战、发烧，脉搏也变得不规律，鼻子流血不止。紧接着，他感到身心俱疲，很快就睡着了。第二天早晨醒来时，莫鲁瓦只觉得还是很困，精神状态很平静（和他自己相比），还很想排尿。根据记载，他排出了"满满一大杯尿液，但颜色发黑，好像混合了烟囱里的油烟一般"[10]。

用21世纪的知识反思历史，我们可以明确地判定安东尼·莫鲁瓦的身体是在排斥不相容的血液。出现背痛和黑尿的症状，是

---

① 德尼的首位病人似乎是一个不知姓名的15岁男孩，在1667年早些时候接受了绵羊血输入。[11]

因为他的肾脏忙着处理突然袭来的无数红细胞。这些被输入病人体内的红细胞已经被免疫系统彻底撕碎了，这一过程就叫溶血。

医生发挥17世纪的医学智慧，赶紧给莫鲁瓦施行了放血，这可是那个年代的治病"万金油"。最后，莫鲁瓦的身体慢慢恢复，但这必然是因为他走运，而不是所接受的那些治疗的功劳。不过可以想见，德尼将此视为输血疗法的成功，并很快就开始用来治疗其他病人了。

与此同时，在英国，理查德·洛厄在伦敦皇家学会准备了一场演示。他雇了一个名叫阿瑟·科加的男青年，付了20先令，代价是要"把一些绵羊血输进（科加的）身体"。[12]当时，英国议员塞缪尔·佩皮斯说这个科加"脑子有点儿问题"[13]。发表会上，洛厄在绵羊的颈动脉和科加胳膊的不知哪条静脉上分别做了切口，然后在两个切口内分别插入了一根银质细管，两根细管中间用一根中空羽毛相连。根据洛厄的记录，输入受体体内的绵羊血有9~10盎司（约266~296毫升），输血后，科加"状态很好，[14]自己手写了记录，对输血的益处大书特书，而且认定自己已经和绵羊血'融为一体'了。"

然而，刚过去几个月的时间，法国的病例安东尼·莫鲁瓦就去世了。他的去世终结了英吉利海峡两边的这两个国家对于输血的执着。据莫鲁瓦的妻子讲，丈夫的狂躁行为复发了，因此需要继续输血。但后来人们发现，莫鲁瓦的妻子为了抑制丈夫的狂躁，自行给他做了"治疗"。她给丈夫的饮食里加入了砷（砒霜）。然而，在向德尼要求做第三次输血时，她隐瞒了这一点。

医生看到病人的面色不够健康，拒绝了治疗的请求，莫鲁瓦几天后就死了。莫鲁瓦的妻子随即以谋杀的罪名把德尼告上了法庭。德尼被逮捕，但法庭宣判他无罪，可即便如此，这个案子激起的民怨以及德尼其他一些病人的死亡，还是让法国禁止了给人类输血的操作。

1668年，法国颁布《夏特莱敕令》(*Edict of Châtelet*)，禁止了输血操作，英国紧随其后。在意大利出现两例与输血有关的死亡病例后，罗马的执法官也公开抨击了输血治疗。在这之后，各国对输血的热情沉寂了大约150年。

1818年，在人们苦于女性分娩后死于大出血之时，英国产科医生詹姆斯·布伦德尔（1790—1878）进行了第一例人对人的成功输血。他先用注射器从患者丈夫体内抽出大约4盎司（约118毫升）血液，然后把血液注入了患者胳膊上的浅表静脉血管。据记载，经他输血后，半数的患者都有积极的预后。但很可惜，由于他使用的都是未经消毒的器械，而且他对血型知识完全不懂，死亡患者的数量很多，即便出于好心，这种治疗也还是被禁止了。

在19世纪的大部分时间里，输血在各国都是被禁止的，主要是由于结果一般都不太尽如人意，但在那时，人们倒是经常往人和动物的血管里注射各种意想不到的东西。1854年加拿大暴发霍乱疫情的时候，医生就开始给病人静脉注射牛奶。想出这一招的医生错误地认为白细胞是变形过程中的红细胞。他们引述了过去的研究，宣称牛奶中的"白细胞"[15]（其实就是油脂的微粒）

最终可以在人体内转化为红细胞。

实际上，绝大多数红细胞都是由干细胞转化而来的。干细胞存在于股骨、肱骨等长骨内部的红骨髓中。每秒大约会有200万个红细胞产生，其寿命为差不多120天。120天后，同样数量的红细胞"尸体"则会被脾脏回收。

直到19世纪80年代，爱尔兰医生奥斯汀·梅尔顿还在进行"输奶疗法"。1881年，他在《英国医学杂志》上发表了一篇短文，写到他为20位病人注射了牛奶，病人罹患的疾病包括结核、霍乱、伤寒、恶性贫血等。[16]他解释称，在输奶后病人偶尔表现出"难以忍受的症状"（甚至死亡）都是因为牛奶腐败了。为了防止这一点，梅尔顿建议医生改用羊奶，并称羊奶"更容易取得，因为羊和人的距离更近，可以避免挤奶和注射的中间过程出现无谓的耽搁"[17]。

诚然，上述的一切在现代人看来都非常荒唐，但其实很好理解为什么当时的人们会愿意把"输奶"看成灵丹妙药。那个时代，一家驰名的大型制药公司让人们拿海洛因给小孩治感冒（这个公司现在也还开着），西尔斯百货公司的商品目录上公然列着可卡因。对于什么才是或者什么不是有效的药物，没人给出明确的界定，几乎任何东西都可能被当成新一代"神药"。至于"输羊奶疗法"，据梅尔顿自己说，他的同事们遵循着常识性惯例，已经能够预防"操作后常常发生的抑郁"了。[18]可以想见，这些惯例大概就是注射前过滤出羊奶里的羊毛，或者看着羊不让它们吃掉医院的床单吧。

"在我看来，输奶是比输血更有效、更安全的疗法。"梅尔顿写道。[19]

新世纪来临之时，人们终于将生理盐水应用到了静脉注射当中，给病人输奶的疗法总算是被废除了。[20]生理盐水是现代静脉输液治疗中最常用的溶液，是将9克氯化钠溶解在1 000克无菌水中制得的浓度为0.9%的盐溶液——与血浆的浓度大致相同。生理盐水的首次应用出现在1832年霍乱疫情暴发的时候。当时，英国医生托马斯·拉塔在顶级医学期刊《柳叶刀》上看到了最近发表的一篇文章。文章作者是刚刚当上医生没多久的爱尔兰人威廉·布鲁克·奥肖尼西。奥肖尼西总结称，霍乱患者死于脱水（通过腹泻失去了大量体液和盐分）。拉塔根据这一假设推断，医生应该使用浓度和血液相似的溶液来补充患者失去的体液。他的补液疗法[21]大获成功，但收获的反响不足以推翻当时流行的标准疗法（放血、水蛭、催吐、灌肠）——可这些标准疗法只会让患者损失更多的体液。

19世纪80年代初，人们对血液的认识更为深刻了。英国生理学家西德尼·林格在生理盐水的原始配方中加入了钾，改进了生理盐水的功效。至今仍在临床上广泛应用的乳酸林格液，就是以这位发明者命名的。

1901年，奥地利生理学家卡尔·兰德斯坦纳（1868—1943）

发现了A、B、O三种血型，就此彻底改变了输血的基本规范。①简单来说，红细胞和其他细胞一样，表面都有特殊的蛋白质附着在细胞膜上，被称为抗原。红细胞的抗原分为两种：A和B。如果供血者红细胞表面的蛋白质和受血者红细胞表面的蛋白质不匹配，受血者的免疫系统就会攻击供血者的血液，导致的结果就是我们前面提到过的溶血——名副其实的"血细胞溶解"。血型不符的输血除了给以肾脏为主的泌尿系统增大工作压力外，还会导致红细胞聚在一起而产生危险。这种现象被称为红细胞凝集，能堵塞细小的血管，造成如脑卒中或器官衰竭等严重疾病。红细胞凝集还会进一步加重受血者的肾痛症状。17世纪那些接受了动物血液的受血者，正是遭遇了这样的剧烈反应。

如今，人们已经解决了有关凝血和供血者血液储存的相关问题，也发现了Rh血型系统和Rh因子（Rhesus factor，又称恒河猴因子）。科学家第一次发现这种抗原是在恒河猴的体内，因此就叫它们恒河猴因子了。大多数人的红细胞上都有Rh因子，所以均为Rh阳性；但也有些人没有，就是Rh阴性。如果Rh阴性血的母亲生育多胎Rh阳性血的孩子，就可能出现问题。在初次怀孕时，母亲体内会逐渐积攒针对Rh阳性血的抗体；孕育第二胎Rh阳性血的孩子时，母亲的免疫系统就会做好准备攻击胎

---

① 在兰德斯坦纳实验室工作的另外两位科学家阿德里亚诺·斯图里（Adriano Sturli）和阿尔弗雷德·冯·德卡斯特罗（Alfred von Decastello）在一年后发现了第四种血型——AB型。1930年，兰德斯坦纳获得了诺贝尔生理学或医学奖。

儿的血液。不过万幸的是，现代的产前检查和治疗足以预防上述情况的发生。

除了血型检查外，在输血之前，医生还会对比和筛查血液中的病原体和毒素，确保在手术、外伤、血液病等疾病的治疗中使用的血液是匹配且安全的。

从四体液说被提出和给人类输送动物血液的蛮荒年代，到拥有现代医学的今天，我们走过了很长的道路。但正如几百年来一步步摸索血液的功能和置换方式一样，医生们也在竭尽全力搞懂并治愈心脏疾病。让我们用困扰达尔文长达50年的疾病和他最终的逝世为线索，开启下一段旅程吧。

达尔文之痛：
"接吻虫"的叮咬和心绞痛

听说过人们常说的"跑步上瘾虫"吗？这下我可是真
被它给咬了。

——萨迪克·汗

爱情，你这小虫，放过我的心。

——理查德·莫里斯、希尔维亚·莫伊

"适者生存"这个词虽然并非达尔文的原创，但似乎永远和
他绑定在一起了。[①]然而，1836年，刚刚从贝格尔号（也称小猎
犬号）上下来、经历了5年航行的27岁达尔文可真算不上一个
"适者"。在随后的46年生命中，达尔文始终病痛缠身，症状包
括心悸、胸痛、晕眩、疲惫、湿疹、肌肉无力等。除此以外，他

---

① "适者生存"一词是由哲学家、生物学家赫伯特·斯宾塞创造的，[1]首见于他
的著作《生物学原理》（*The Principles of Biology*）。该书发表于1864年，斯
宾塞读过《物种起源》之后。

还有过视力下降、耳鸣、失眠、恶心、呕吐、脓肿和慢性气胀的毛病。

1842年，达尔文携全家人（当时他家里已经有好几个孩子了）离开了他口中"烟熏火燎的脏伦敦"[2]，往东南方向走了14英里（约22.5千米），搬到了安静的乡下。[①] 乡下的"唐恩小筑"不仅让他有了更宽敞的生活空间（他和妻子、表姐埃玛总共生了10个孩子），还标志着他几乎彻底消失在了公众的视线当中。在自传里，达尔文这样回忆当时的生活：

> 我们参与了一些社交活动，在这儿交到了几个朋友，但这种快乐总在残害我的健康。在那之后，我就开始剧烈地颤抖和呕吐，随后的许多年里，我只得推掉所有的晚餐宴会。这让我很难过，因为那样的聚会总能让我开心起来。出于同样的原因，我也很少能邀请别人来家里讨论科学了。[3]

达尔文避开了给他带来压力的娱乐活动，甚至连钟爱的乔治·弗里德里希·亨德尔的音乐剧《弥赛亚》都不去看了，可最多也只能偶尔地减轻一些症状。接下来的日子里他时常感到疲劳，自己说像是"被人从梦里叫醒一般"。达尔文一病就病了几十年，虽然他的真实病因尚有争议，但很多历史学家都认为他患

---

① 达尔文的医生告诫他赶紧搬家，躲开伦敦的空气，并称"一种毁灭性的疾病[4]……刚被定名为伦敦恶疾，专门攻击重要器官，伦敦城里几乎每个常住居民的脸上都带着病气"。

的是疑病症——这种人不但害怕疾病，还错误地认定自己患上了严重疾病。他对自己的健康状况感到极为忧心，于是把当时所有可行的疗法全都试了个遍，其中有些在我们现在看来完全就是胡扯，比如往腰上戴一条电击腰带，放电刺激腹部（电疗）；再比如"格利医生水疗法"，也就是让病人被加热灯炙烤，浑身冒汗之后，迅速拿浸透冷水的毛巾在他身上擦拭。

后面这种特别的疗法是由爱丁堡大学的医生詹姆斯·曼比·格利发明的，其概念源于当时流行的理论，即疾病源于供给器官（如胃、心脏）的血供出现了缺陷。简言之，格利认为通过用冷水擦拭身体，循环系统就能把疾病带离重要器官，转移到没那么致命的地方（比如皮肤），这些地方的疾病就好去除了。[5]很快，水疗就成了达尔文最喜欢的疗法，而且可能还真起效了，但这可能仅仅是因为这种离奇的疗法配合了轻量的运动和合理的饮食。达尔文曾这样写道："我一点儿糖、黄油、香料、茶叶、培根都不能吃了，任何好吃的东西都不许我吃。"[6]

格利还顽固地反对用药物治疗疾病，反而去追寻玄学和顺势疗法。顺势疗法是替代医学的一种，由18世纪90年代的德国医生塞缪尔·哈内曼创立，其理论基础是"同样的制剂治疗同类疾病"。换句话说，如果一种自然界的物质能让健康人产生某种疾病的症状，那么小剂量地给病人使用这种物质，就能治疗这种疾病。要我说，就是扯淡。

医生给达尔文开了一系列化学物质，达尔文也给自己开了一大堆化学物质，其中包括氨水、砒霜、苦啤酒、铋（现在美国市场上流行的胃药的有效成分）、甘汞（一种含汞的泻药，也被用作园艺杀菌剂）、可待因（一种鸦片类止痛药）、"臭氧水"（一种用于净水的氧化剂）、氢氰酸（有剧毒）、氧化铁（铁锈）[7]、鸦片酊（鸦片的乙醇提取物）、无机酸（具体是什么酸未知）、碱性抗酸药、吗啡等。不出所料，这些治疗无一能改善达尔文的健康状况，有人甚至说这些垃圾反而让他的身体更差了。

　　几十年来，达尔文始终忍受着慢性焦虑（主要是对心脏病和死亡降临的恐惧）与身体上的病痛，生活也十分不顺，10个孩子中有3个都去世了。尽管如此，他还是写就了19本著作，包括代表作《物种起源》，研究了生物进化的机制。《物种起源》具有划时代的意义，说它是史上影响力最大的学术书也不为过。鉴于此，有人也许会问，为什么达尔文在人生的最后10年里突然研究起了植物的性生活、兰花的受精、攀缘植物的运动和习性，以及蠕动的运动对植物感染霉菌的影响这样的问题？你可以想象一下，达尔文近乎疯狂地想躲避一切社会压力，以防自己病得更重，所以想要避开大热的研究方向，做做这样的研究也不足为奇；而且这些研究同样很有创意，在科学上也很重要。沉浸在科学研究中，成了达尔文抵抗纷繁世界诸多琐事的主要"武器"（总算不是沉浸在冷水中了）①。

　　1881年12月，达尔文感到了一阵严重的心口疼痛，疼痛的

① 在1859年发表《物种起源》后，达尔文就不再主动维护自己在书中提出的论点了。[8]维护他观点的生物学家主要以托马斯·赫胥黎为首。赫胥黎自称"达尔文的斗犬"，要"利用尖牙利爪"维护达尔文自嘲的"异端思想"。

源头被诊断为心脏正前方的胸部神经。医生称他的心脏"状态很不稳定，并伴有心肌变性的症状"。[9]

从达尔文那时候的信件中，我们也可以看出他知道了自己患有严重的心脏病。他在给自己的老朋友、植物学家约瑟夫·道尔顿·胡克写信时说道："懒散对我来说是一种痛苦……我连一个钟头忘记痛苦的轻松时间都得不到……我倒觉得墓地才是这世上最好的地方呢。"[10]

接下来的4个月里，达尔文出现了好几次严重的胸痛，同时还觉得恶心和晕眩。这次，医生给他下的诊断是心绞痛。心绞痛指的是胸部发作的窒息性或压榨性疼痛。今天，我们已经了解到心绞痛通常是冠状动脉疾病的症状，发生在冠状动脉被动脉粥样硬化斑块堵塞，无法给心脏供血的时候。在冠状动脉发生痉挛时，心绞痛的症状也会出现，这种痉挛有时会在服药、吸烟、遇冷，甚至情绪大起大落时发生，发病突然而短暂。

但不论原因为何，在冠状动脉堵塞后，供血不足导致心肌不能接收到足够的氧气和养料，这就是心肌缺血。心肌缺血会刺激心脏的痛觉感受器，向身体发出警告，预警如果血栓或斑块把动脉完全堵死，情况将会更加危急，最终的结果就是心肌梗死。

心绞痛在发作时有时候很像心肌梗死，疼痛似乎来自下颌、颈部、背部、肩膀或者左臂。如今，大多数研究者认为这是一种被称为"牵涉痛"的现象，即心脏的痛觉感受器发出信号，这个信号在传向大脑时使用的神经通路和其他部位（如下颌、颈部）发出的信号使用的神经通路挨得很近，甚至融为一体，这会让大脑以及我们误以为痛觉来自其他与心脏不相关的身体部位。

心绞痛通常发生在剧烈运动或情绪剧烈起伏时。此时，人们的心跳加速，但氧气和营养物质没能跟上心肌突然增加的需求。情况较好时，当人们停止体力活动或压力消解后，心绞痛的症状只需几分钟就能缓解。

虽然在达尔文的时代，心脏病学并不发达，但19世纪80年代早期的医生已经发现，心绞痛有两种来源：其一，因疾病或衰竭造成的心脏结构变化；其二，情绪和精神状态。对于这两条，当时的医生们各执不同意见。达尔文的医生综合了这两条，告诫他好好休息，生活上要远离压力。

至于达尔文自己到底是怎么对待他体内这个不断恶化的"泵"的，我们就只能靠想象了。但他的大药箱里，一定有止痛用的吗啡和缓解痉挛的亚硝酸异戊酯。

如果你觉得亚硝酸异戊酯有点儿耳熟（注意别和硝酸戊酯混淆，这是一种柴油添加剂），可能是因为直到今天人们还在用它治疗心脏病和心绞痛，还有可能是因为它也是一种常见的娱乐性兴奋剂。亚硝酸异戊酯一般是吸入的，可使血管舒张，也就是让血管变粗。血管舒张后，血流量就会增加，血管痉挛也就被缓解了。有趣的是，在血管舒张的同时，人们会感到短暂的亢奋，所以有时也会有人吸入这种药来"助兴"。当和可卡因等药物一起服用时，亚硝酸异戊酯的药效会延长。另外，亚硝酸异戊酯还有一个作用就是使肛门括约肌放松。

1879年，亚硝酸异戊酯作为治疗心绞痛首选药物的地位遭到了动摇。英国医生威廉·默雷尔发表论文，研究了另一种化合物——硝酸甘油。这种物质在医用之前就已经很出名了，不过有时名声不太好。默雷尔称，将一两滴硝酸甘油配成1%的溶液，其治疗心绞痛的效果就比亚硝酸异戊酯好得多。硝酸甘油又名三硝酸甘油酯，起初人们认为它的作用原理和亚硝酸异戊酯相同，也就是通过舒张冠状动脉，给需要氧气的心脏增加供给[11]，但实际上硝酸甘油主要的作用机制是减少心脏内的血量。这个原理直到它已经被应用在临床上之后才被人们发现，不用泵出那么多血了，心脏自然也就不必那么辛苦，对氧气的需求也就少了。不过，默雷尔他们虽然可能没搞清楚具体原理，但对硝酸甘油舒张血管功效的认识是准确的。服用后，人体能把硝酸甘油转化为有强效扩张血管功能的一氧化氮。

1846年前后，意大利化学家阿斯卡尼奥·索布雷罗首先合成了硝酸甘油，但借助这种物质真正声名大噪的是瑞典人阿尔弗雷德·诺贝尔。硝酸甘油也是一种被广泛应用的炸药。诺贝尔家是开火药公司的，他弟弟在一次爆炸中丧生了，在那之后，诺贝尔就开始研究如何让硝酸甘油炸药更安全。他在炸药中加入了稳定剂和吸附剂，最终造出了安全炸药。

科学家为了避免吓坏一听到炸弹就恐惧的药剂师和他们的顾客，将炸药硝酸甘油改名为三硝酸甘油酯。诺贝尔几乎全部的财产都是因为安全炸药的专利赚来的，没想到在1896年他去世前夕，由于患心脏病，医生给他开了"炸药"治病，他自己都管这叫"命运的讽刺"[12]。

和亚硝酸异戊酯一样，硝酸甘油是人们沿用至今的药物。今天，硝酸甘油可以通过皮下注射和静脉滴注给药，但最常见的方式还是舌下含服片剂。在心绞痛刚刚发生时，患者可将药片含于舌下或脸颊与牙龈之间。这些位置湿润且毛细血管丰富，药物很容易扩散进入循环系统。有些药物如果口服，其有效成分在通过消化道时可能会被分解，从而导致降低药效或失去药效，也可能会被肝脏转化为没有药效的代谢废物，因此对这种药物来说，正确含服是很关键的。再举一个例子，降压药硝苯地平也是需要舌下含服的。[13] 另外，舌下给药还经常用于临终关怀的患者——他们可能难以吞服吗啡等止痛药，也可用于患有胃溃疡或严重反胃的患者。

1882年4月18日，周二，达尔文睡得比平时晚，一直在和34岁的女儿伊丽莎白聊天。临近午夜，他突然感到一阵剧烈疼痛。妻女拿来亚硝酸异戊酯给他用白兰地送服下去之后，他好了一些，但第二天一整天还是觉得反胃、剧痛，最终在下午3时25分陷入了昏迷。医生判定达尔文因为不稳定型心绞痛①失去了意识。[14] 1882年4月19日下午4时不到，达尔文就因为心脏衰竭与世长辞，享年73岁。

达尔文实在是太有名了，他死后将近150年的时间里总有学者想要找出导致这位伟人陨落的病因。学者的推测包括广场恐惧症（焦虑症的一种）、布鲁氏菌病（一种细菌感染）、慢性砷中

---

① 不稳定型心绞痛是指发生在静息时的心绞痛，通常发作更严重，也更频繁。

毒、慢性焦虑症、严重的慢性神经衰弱①克罗恩病（一种炎性肠道疾病）、周期性呕吐综合征、抑郁症、极端的疑病症、胃溃疡、痛风、乳糖不耐受、梅尼埃病（一种内耳疾病）、恐慌障碍、乳酸酸中毒与卒中样发作、遗传性神经肌肉疾病、因心理压力引起的皮肤病，甚至还有压抑的同性恋倾向。

1959年，在达尔文的代表作发表100周年这一年，以色列热带病学家扫罗·阿德勒指出达尔文的疾病肯定不是源于心理的，而是来源于几十年前的千里之外，他的成名之旅。

1908年，巴西医生卡洛斯·恰加斯受到巴西中央铁路主管部门的邀请，去到了一个名叫拉桑西的小村。小村属于巴西东部的米纳斯吉拉斯州，坐落在圣弗朗西斯科河畔，道路颠簸，因气候干旱、土壤贫瘠而出名。新修的铁路以这里为终点站，村子里到处都是修路工人，他们大都生活条件艰苦、肮脏。恰加斯被邀请来到这里，是因为多名工人生了病，生命垂危，人们认为他们感染了疟疾。

有关疟疾的著作已经汗牛充栋，但我还是想说，区区"热带灾难"一词绝不足以形容这种由蚊子传播的致命疾病的可怕程度。就在上文提及事件发生的几年之前，法国人修建巴拿马运河

---

① 神经衰弱是维多利亚时代（1837—1901）定义的疾病，现已不做诊断，病因未知，主要表现是身体和精神的疲乏。

的时候，疟疾和黄热病的组合杀死了差不多22 000名工人①。

当未携带病原体的雌性按蚊叮咬一位疟疾患者时，它就从患者的血液中获得了寄生性原生生物疟原虫。蚊子再去叮咬下一个人时，就会把寄生虫传播给下一个人，疟疾就这样扩散开来了。疟原虫一旦进入人体，就会进入循环系统，最终流到肝脏，在肝脏中繁殖、休眠，最长可以休眠一年的时间。等到它们离开肝脏，还会进入红细胞继续繁殖。在此阶段，病人会出现高热、颤抖、打寒战、头痛、恶心、呕吐和身体疼痛的症状。

恰加斯是研究疟疾的专家，他建起了简易的实验室，很快他就发现自己面对的疾病根本不是疟疾。他观察到的病理特征倒让他想起了非洲锥虫病（又称睡眠病），一种由采采蝇传播的危险疾病。恰加斯发现，患病的巴西工人表现出了一系列急性症状，有人发烧、头痛、面色苍白、呼吸困难，还有人腹痛、肌肉疼痛，而且许多来他的简易实验室就诊的人眼睑都肿大、发紫。虽然大多数患者似乎很快就痊愈了，但仍有约30%发展出了一系列严重得多的慢性症状，[15]包括重度消化道病变（如食道和结肠的扩张）、神经系统病变（如脑卒中），还有心脏疾病，比如心律失常、心肌病和充血性心力衰竭（因心肌无力泵出足量血液满足身体需求导致的慢性综合征）。

后来，恰加斯发现，这种疾病的真正始作俑者是骚扰锥蝽

---

① 根据世界卫生组织（WHO）的统计，2018年疟疾杀死了405 000人[16]，其中67%是5岁以下的儿童，多么可怕的数字！而且在那一年，和疟疾相关的死亡病例中有93%发生在非洲。

（*Triatoma infestans*）。这是一种吸血的昆虫，俗称接吻虫，这个名字可能源于它们有吸附在人脸上的习性。和蚊子一样，锥蝽类昆虫没有咀嚼式口器，因此严格来讲，它们不会"咬人"。这类昆虫会用一根能刺入皮下的口针刺破你的皮肤，扎进你的血管。它们的唾液中含有抑制血液凝固的物质（抗凝剂），能将之注入血液。最终，它们就会把口针当成吸管，享用一顿"鲜血盛宴"。

"了解到这类昆虫喜欢生活在人家中，以及发现它们在这片地区的人类居住区里无处不在之后，"恰加斯写道，"我们迅速开始继续调查，想探索'接吻虫'的准确习性，以及它们向人类传播寄生虫病的方式。"[17]

很快，锥蝽携带的寄生虫就被发现了，是一种原生动物，有部分生活史附着在锥蝽的后肠内。原本，恰加斯以为"接吻虫"是通过叮咬把寄生虫传播给人类的，但后来他发现真正的传播途径更不体面。为了在消化道中给吸入的血液腾出空间，同时减轻"食物"中多余的水分所占的重量，锥蝽会一边吸血一边排泄。

另一种吸血蝠（*Desmodus rotundus*）也有类似的计策来减轻体重。这种动物吸血时，高效运作的肾脏能迅速把吸入的血液中的水分分离出来，通过排尿的方式排出体外，这个过程可以和吸血同步进行。这种蝙蝠每日需要取食的血量很大（可达体重的50%），要是多余的水分堆积在体内，它们就没法跳跃了——吸血蝠可是要通过纵身一跃才能飞起来的。

说回"接吻虫"的粪便。人们在揉搓皮肤时，藏在锥蝽粪便中的寄生虫就会经皮肤创口或附近的黏膜（一般是眼睛或口腔）进入人体。恰加斯观察到，患者在把锥蝽粪便意外揉进眼睛里后，眼睑就发生了水肿，这是此病的典型症状。除此以外，寄生虫可以通过食用或饮用被锥蝽粪便污染的食物进行传播，也可通过分娩由母亲传染给婴儿。

为了纪念导师奥斯瓦尔多·克鲁兹，恰加斯将这种寄生虫命名为克氏锥虫。克鲁兹对锥虫病的发现也做出过重要贡献。后续的研究表明克氏锥虫通过上述黏膜内的毛细血管进入血液，并随血液来到供给心脏的血管，入侵血管内皮，最终以此为中转站，进入心肌细胞。

在感染克氏锥虫的患者中，有20%左右的人的心血管系统因为寄生虫的"闪电战"而在结构和功能上产生了不可逆的损伤。[①]更甚的是，克氏锥虫和其他种类的锥虫不同，属于胞内寄生虫。[18]也就是说，它们能进入正常细胞，然后在里面繁殖。要不是这样，它们就只能在血液里生存，那治疗起来可容易多了，只要用抗生素等药物就可以。近年来有研究发现，虽然慢性患者的血液内似乎已经检测不到虫体，但寄生虫常常依然潜藏在心肌组织当中，此时距离他们初次感染可能已经过去几十年了。[19]对这些慢性患者来说，心肌的损伤成了他们的主要死因。今天，我们将这种寄生虫病称为美洲锥虫病（也叫恰加斯病），只有在患者病逝后进行检测才能检出虫体。

---

① 克氏锥虫也可以同样的方式入侵肝、肺、脾、大脑、骨髓。

恰加斯和后续的研究者还发现，克氏锥虫可怕的中间宿主锥蝽属于猎蝽科，多分布于美洲热带地区，包含了几千个物种。猎蝽科里的有些成员是擅长伏击的猎手，还有些则寻找穴居的啮齿动物和睡着的哺乳动物吸血。猎蝽科之外的有些昆虫（比如人人喊打的臭虫）甚至学会了与人类共存，趁人类睡觉时吸人类的血。然而，臭虫至少不会传播疾病，但"接吻虫"（骚扰锥蝽）及其中美洲近亲长红猎蝽（*Rhodnius prolixus*）①则会排泄充满锥虫的粪便，危害许多国家。茅草屋顶和建房子用的黏土砖是这类昆虫的主要栖息地，因此大多数得上恰加斯病的人都是穷人。与此同时，摄入被锥蝽粪便污染的食物和饮水造成的传染也很严重。

猎蝽科昆虫在秘鲁被当地人称作"chirimacha"（醉汉虫），在委内瑞拉被称作"chipo"，在中美洲被称作"chinche picuda"（"尖嘴的臭虫"），而在阿根廷的安第斯山脉则被称作"vinchuca"（"从屋顶上掉下来的虫子"）。达尔文1835年造访了阿根廷，还在笔记中把这个名字拼错，写成了"Benchuca"。

说到这里，我们就回到了扫罗·阿德勒1959年做的研究。这位以色列杰出的寄生虫学家认为恰加斯病才是导致达尔文患许多慢性病，乃至最后死亡的真正元凶。阿德勒写道："他的症状符合一些心因性疾病②的诊断，但也符合恰加斯病的诊断。"[20]

阿德勒假说的一个关键证据是，达尔文自己说过他在1835

---

① 长红猎蝽是恰加斯病第二重要的传播载体，也常见于南美洲北部。

② 心因性疾病就是精神压力或情绪刺激引起的疾病。

年去阿根廷的时候，被"Benchuca"（应该是"vinchuca"，也就是骚扰锥蝽）攻击过——想必锥蝽在他身上留下了粪便：

> 晚上，我遭到了"Benchuca"的攻击（我至少得把名字记下来），这是一种从潘帕斯草原来的大黑虫子。这种虫子长1英寸（约2.5厘米），软软的，没有翅膀，这玩意儿爬上你身体的感觉真是令人作呕。吸血之前，它们纤细得很，但吸血后就会被血撑得又圆又鼓，很轻易就能被压扁。"Benchuca"可见于智利北部，秘鲁也有。我在智利的伊基克抓到过一只，肚子空空。我把它放在桌上，就算周围围着一大群人，只要你把手指伸到它面前，它也会大胆地伸出长针，开始吸血。不出10分钟，这东西的体形就能大变样，真是太神奇了。被"Benchuca"叮咬无痛感，吸血一次，它能保持这个体形4个月；但过上14天，如果再有条件，它还能继续吸血。[21]

最初，人们对阿德勒的猜测并不完全信服。有两篇论文认为达尔文"同时患上了恰加斯病和神经衰弱"[22]，其中一篇是1967年由得过诺贝尔奖的生物学家彼得·梅达沃写的。

但另一些人对这个猜测并不信服。1977年，小拉尔夫·考尔普写了本书分析达尔文的疾病，称他的病都是由压力引起的。[23] 2008年，他又给自己的书续写了第二卷，并驳斥了恰加斯病的猜想。他是这么写的："阿德勒关于恰加斯病的理论收到了这样的

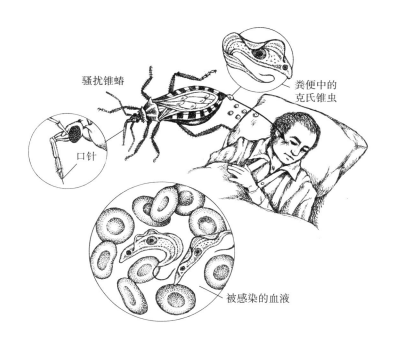

骚扰锥蝽

口针

粪便中的
克氏锥虫

被感染的血液

反响：人们接受了，又拒绝了，又接受了，然后争论个没完。"[24]

　　还有些不肯接受恰加斯病猜测的科学家指出，达尔文早在登上贝格尔号出发之前就已经说过"胸痛、心悸"[25]了，可见他很早就得了心脏病。他们还说达尔文没有过发烧的记录，而发烧是"恰加斯病初期阶段的标志性症状"[26]（初期即急性期，急性期过去后进入隐匿期）。另外，根据英国海军部对此次航行的记录，当时船上没有其他船员患上恰加斯病。这倒是不足为奇，毕竟这种病直到1909年才被诊断出来。

　　2011年，马里兰州立大学医学院召开历史临床病理大会，达尔文的疾病和死因又成了一个重点议题。大会研讨了亚历山大大帝、哥伦布、爱伦·坡、贝多芬等早已去世的历史人物的身体状况。与会者详细列出了达尔文过去的各种诊断结果供大会讨论。讨论开始前，大会的组织者之一、消化科专家西德尼·科恩用一句话降低了媒体的期待："我们只能通过症状进行评估，这只是针对困扰他一生的病痛的一次分析罢了。"[27]

最终，科恩和其他与会医生认定"恰加斯病能够解释达尔文后半生直到去世罹患的心脏疾病、心力衰竭和'心脏退化'（这是那个时代描述心脏病的用词）"。他们还发现达尔文从1840年起才开始在信件中写到自己的慢性病，他是1836年结束贝格尔号之旅的，这中间隔了几年，而恰加斯病在感染后也需要隔一段时间才会表现出来。

克氏锥虫感染达尔文后，首先入侵了他的循环系统，然后在胃、小肠、胆囊中安营扎寨。寄生虫对消化器官周围神经的损伤会造成胃肠道的各种不适，如剧烈呕吐、胃胀、打嗝——这些症状达尔文都有。[①]发展到最后，恰加斯病的另一个症状慢性心力衰竭出现了，夺去了这位博物学泰斗的生命。

为了彻底解开达尔文所患疾病的谜团，医生们还提议，利用现代的PCR（聚合酶链反应）技术检查他的遗体，搜寻克氏锥虫DNA的踪迹。人们曾用这种技术检查过智利和秘鲁发掘出的9 000年前的木乃伊，证明9 000年前恰加斯病就已经在南美洲相当普遍了。[28]然而，吾之蜜糖，彼之砒霜，医生们的要求被威斯

---

① 科恩还指出，除了恰加斯病以外，周期性呕吐和胃溃疡也能解释达尔文的长期肠胃不适。

敏斯特教堂（达尔文的墓地所在）负责人拒绝了。

这么一来，医生们就只能推测了。虽然恰加斯病这个诊断和达尔文表现出的症状相符，但我们无法保证他的痛苦和死亡就一定是这种疾病的结果，也可能是这种病叠加了其他疾病，或者可能根本就是别的什么原因导致的。"达尔文一生的病痛不能够只用某一种疾病来概括，我得说，他生前患有多种疾病。"科恩最终总结道。[29]

不管损害达尔文身体健康并最终致其死亡的到底是不是恰加斯病，毋庸置疑的是他生前对锥蝽的栖息地范围扩张一事非常关注。随着气候变暖，骚扰锥蝽开始逐渐向北方扩散，而且猎蝽科中有些以前不以人类为取食目标的物种发生了变化，有可能是由于人类入侵了自然环境。可以预见，未来恰加斯病的患者数量将会暴增。根据世界卫生组织的统计，目前全世界共有600万~700万恰加斯病患者[30]，其中大多数都在拉丁美洲。而美国疾病控制与预防中心（CDC）则估测美国境内的患者数量超过30万。[31]

新奥尔良的洛约拉大学教授、恰加斯病专家帕特里夏·多恩表示，如果上述的危机还有转机可言，那应该就是拉丁美洲的新发感染者数正在不断减少。她向我讲解道，这很可能要归功于杀虫剂的有效喷洒。另外，多恩还指出，虽然北美洲的锥蝽也有多达半数被检出携带克氏锥虫，但北美洲锥蝽并不能那么高效地传播恰加斯病。这是因为北美洲的锥蝽不像南方的"亲戚"一样，能边吃边拉。多恩估计，鉴于北美洲的锥蝽"餐桌礼仪"比较好，大概2 000次的叮咬中才会出现一次传播。由此可见，绝大多数患病的美国人都不是在美国被传染的，他们是在拉丁美洲被锥蝽叮咬后带着疾病回国的。

然而，形势依旧不容乐观。就算北美洲的锥蝽不传播恰加斯病，被它们叮咬依然是过敏症的一个重要诱因。因昆虫叮咬引起的过敏症状和严重哮喘、花生过敏类似，都是能要人命的。多恩还告诉我，最近人们对一种治疗慢性恰加斯病的新疗法褒贬不一，因为这种新疗法生效的前提是假设克氏锥虫虫体仍然存在于所有慢性期患者体内。[32] 这是一种抗虫治疗，而过去的疗法针对的是过度的免疫应答。

虽然人感染克氏锥虫在美国比较罕见，但狗在尸检时常常显示出感染的迹象，很可能是由于狗吃掉了被克氏锥虫感染的昆虫或者接触到了含虫的粪便。得克萨斯州农工大学兽医学副教授萨拉·哈默领导了一项针对在得克萨斯州的美墨边境一带工作的政府工作犬的研究，发现受检的犬只中有7.4%为恰加斯病阳性。[33] 海默又对得州境内7个不同生态区的流浪狗进行了检测，发现"保守估计，全州平均有8.8%"的犬只为恰加斯病阳性。

不过有一说一，最恐怖的犬类疾病应该是犬心丝虫病。这是一种由犬心丝虫（*Dirofilaria immitis*）引起的寄生虫病，也能传染给猫、郊狼、狐狸、雪貂、熊、海狮，甚至人类。犬心丝虫病只有一种传播方式，就是经由携带寄生虫的蚊子叮咬。在条件允许的情况下，细长的寄生虫能长到12英寸（约30.5厘米）长，并大量繁殖，填满犬只的右心及其周围的大血管，看起来就像心血管里塞满了细面条。对狗主人来说，预防远比治疗来得便宜、便利。预防可通过按月口服驱虫药或每年接种一次心丝虫疫苗完成，而治疗则需要病犬服药以杀灭寄生虫。治疗后，死亡的寄生虫会迅速裂解，此时需让病犬避免运动数月，以防心丝虫尸体堵塞肺血管，导致病犬死亡。

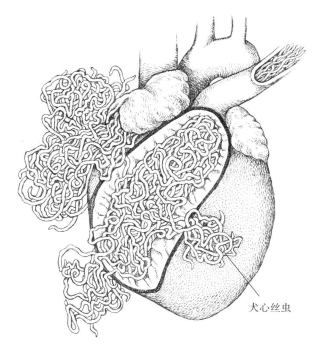

犬心丝虫

感染心丝虫的犬心脏

进入21世纪，猎蝽科昆虫以及它们携带的寄生虫克氏锥虫，还有它们共同引起的疾病恰加斯病的故事仍未结束。锥蝽也许真的让"进化论之父"患上了终身疾病，甚至导致了他的死亡，但我们可以确定的是，它们本身也在不断进化着，适应着栖息地的破坏——开始大肆攻击人类。迄今为止，恰加斯病还没有形成过大规模的疫情，但未来在气候变化和人类侵入（其中大多数人非常贫困）的双重加持下，动物行为是可能改变的，这就可能带来灾难性后果。不管达尔文的痛苦到底是不是恰加斯病造成的，他都一定会觉得"接吻虫"的进化又恐怖又精彩。

第三部分

由简陋到美好

倾听心声：
从小木棍到听诊器

> 他听到的声音毫无生机，他也知道她必会死亡。
>
> ——埃比尼泽·琼斯

　　1816年9月的一个凉爽的清晨，在巴黎，35岁的医生勒内·泰奥菲勒·亚森特·拉埃奈克散步经过卢浮宫门前。他看到两个小孩正举着一根长木棍玩。一个孩子把木棍的一端举到耳边，另一个孩子拿一根小针刮擦着木棍的另一端。[1]拉埃奈克出神地看了好一会儿，两个孩子的玩耍让他暂时从恼人的工作中分了心。当时那段时间正赶上他热爱的巴黎城痨病疫情泛滥，已有几千人死亡，他的母亲、兄弟和两名导师都没能幸免。

　　"痨病"（consumption，有"消耗"之意）这个名字来自医生的观察，病人因病由内而外地呈现出缓慢积劳瘦削的特征。最初，许多种呼吸系统疾病都被称为痨病，如肺癌、支气管炎等，而这次在巴黎暴发的痨病是与这个名字关系最密切的。这种病从古埃及（可见于木乃伊）、古希腊（称它"*phthisis*"——肺结核）

和古罗马（称它"*tabes*"）时代开始，就在每一位患者的骨头上蚀刻着多瘤的病变印记。

　　和前辈们一样，拉埃奈克等巴黎医生对眼前的疾病是什么毫无头绪。当时的人们认为导致痨病的因素是瘴气和遗传。他们确实可知的是这种病杀人极缓慢，它会一点点地吸干患者的能量，让他们气色越来越差，体重大幅下降。

　　20世纪90年代中期流行过一种"嗑药脸"①，在拉埃奈克行医的那个时代也流行过，当时人们普遍将痨病的症状浪漫化。在欧洲及其殖民地，苍白的面色和吃不饱饭似的细腰曾是19世纪初女性美的标准（后者可以靠坚硬的紧身胸衣来强化），因此画家、作家、诗人们竟然纷纷歌颂起致命的痨病来。美国散文家拉尔夫·沃尔多·爱默生说他患有痨病的未婚妻"过于美丽，因此活不长久"²，英国诗人、园林艺术家威廉·申斯通也曾说"写诗和痨病是最美丽的疾病"³。然而，真正得了痨病的病人，可一点儿也不像歌剧里的女主角一样有那种沙漏一样的身材，他们所经历的一切丝毫谈不上浪漫。痨病搞垮了欧洲无数大城市，成千上万的患者被疾病抽干了力气，整夜盗汗、打寒战，控制不住地剧烈咳嗽。

　　痨病的一个特征就是肺部和淋巴结出现结核结节。1839年，德国医生约翰·卢卡斯·舍恩莱因首次将这种病命名为更加现代的叫法——"结核病"（TB），但直到差不多半个世纪之后，全

————————

① "嗑药脸"（heroin chic）：消瘦、面色苍白、眼圈乌黑，名模凯特·摩丝简直就是代表人物。幸好流行文化来得快，去得也快。

世界才普遍接受这个听起来没那么浪漫的新名字。这种病被重新命名之后，同样来自德国的科学家罗伯特·科赫于1882年发现结核病由细菌引起，他将致病菌命名为结核分枝杆菌。

这些新理论出现之后，女性的时尚风向来了个急转弯。过去长且拖拉的长裙被抛弃了，因为人们认为长裙会把细菌扫进屋里；紧身胸衣也卖不出去了，因为人们认为这种内衣减少上身血流，会加重结核病症状。就连男性的时尚也受到了影响，茂密的络腮胡须不再受欢迎，说是能窝藏大量细菌。[4]

19世纪末，医生开始建议结核病患者多晒太阳，呼吸新鲜空气，去高海拔的地区养病。这掀起了一股修建疗养院的热潮。一时间，结核病疗养院开遍了欧洲的山区（如阿尔卑斯山）。1885年，美国的第一家结核病疗养院开在了纽约上州的萨拉纳克湖畔，紧接着第二家开在了丹佛。

不过，直到1943年，微生物学家塞尔曼·瓦克斯曼才发明了结核病的有效疗法。他从另一种细菌中分离出了链霉素，并发现链霉素可以杀死结核分枝杆菌。1949年年底，这种抗生素有了第一个人类受试者，这位患者被成功治愈。随着更多新药被发明，到20世纪90年代初，结核病一度已经有望被人类根除，但可惜这一目标最终没能实现。背后的原因是多方面的，比如向全世界供应结核病药物的资金被撤走、许多结核病感染者没有坚持治疗，或者劣质抗生素名不副实，等等。导致的结果就是结核分枝杆菌发生突变，开始对过去有效的抗生素耐药。如今，多重耐药结核分枝杆菌（简称MDR-TB）已经在全世界找回了过去的威风，2019年世界卫生组织在全球共计报告了140万名结核病死亡病例①。

结核病并不像19世纪末的人们担心的那样，通过裙子和胡子传播，但即便如此，它的传播性也依然非常强，可通过咳嗽、喷嚏或吐痰传播。被吸入体内后，细菌主要侵袭肺部，但也能侵袭肾脏、脊柱、大脑，甚至心脏。细菌在心脏处造成炎症，让心包壁变厚，让液体积聚在心包腔内。由结核病造成的心脏炎症叫作结核性心内膜炎，首次被诊断于1892年。[5]结核性心内膜炎非常危险，因为即便是在今天，这种病在发现时也常常已经太晚了，有时甚至是在患者接受心脏瓣膜置换或其他开胸手术时才被医生意外发现，还有些患者甚至等到尸检时才被发现。

1816年的医生们若猜测患者患有结核病，一般有两种常用的诊断方式，这两种方式都需要医生聆听患者体内的声音，即听诊。第一种诊断方式叫作叩诊法，医生用中指或小锤叩击患者的胸部（或腹部），然后用（理应）受过训练的耳朵听患者内脏引起的回声。叩诊法是由奥地利医生利奥波德·奥恩布鲁格尔发明的，他是个酒馆掌柜的儿子，从小就看父亲敲击酒桶来判断桶里还剩多少酒，行医后也拿这种办法来判断患者胸腔内是否积满分泌物。如果积液过多，胸腔就像盛满酒液的酒桶，[6]用奥恩布鲁

---

① 世界卫生组织的统计数据表明，2019年全球共有约1 000万名新发结核病患者，其中约2/3集中在如下8个国家：（按发病率排序）印度、印度尼西亚、中国、菲律宾、巴基斯坦、尼日利亚、孟加拉国、南非。

格尔自己的话讲，叩击的回声就会"低沉、浑浊"。他的患者如果出现这种叩诊音，那八成就是得了痨病。18世纪50年代期间，奥恩布鲁格尔在西班牙军队医院工作，借机磨炼出了分辨不同叩诊音的能力，并在患者死后进行尸检，寻找心脏和肺周围胸腔中因结核病引起的积液，以验证自己的判断是否正确。

19世纪初，医生们的第二种听诊方式就是直接听诊法，也就是在操作时把耳朵直接贴在患者胸腔上听心肺音的方法，但这种方法容易引起很多问题。当时的许多患者不洗澡，有些人身上有虱子或其他寄生虫；有些人过于肥胖导致医生很难听清胸腔内的声音；还有就是，让一个男医生把头贴在女性患者的胸部，这本身就有问题。

在与一名丰满的女患者经历过"一场尴尬"之后，拉埃奈克回想起了他与那两个玩耍的小孩相遇的场景：

> 我想起了一种广为人知的声学现象：把耳朵贴在木棍的一端，木棍另一端的针头刮擦声就能听得极为清楚。我想到这种器械对我现在正经手的病例非常有用，于是我拿起一张纸，紧紧地卷了起来，把一端抵在患者胸部，另一端放在耳边。这样听到的声音竟然比我过去直接把耳朵贴在病人身上听到的声音都清晰，我真是又惊又喜。当时我就觉得这将会成为医学上必备的诊断工具，不仅可以听心音，还可以拿来研究胸腔内一切能发出声音的活动。[7]

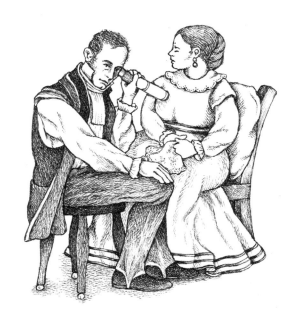

　　拉埃奈克就此发明了听诊器，并在余生中一直尝试设计听诊器的外形。他设计的听诊器外形，和当时给有听力障碍的人设计的号角状助听器几乎一样。借助听诊器，拉埃奈克练就了分辨不同疾病造成的胸腔音的本领，他能分辨胸膜炎、肺气肿、肺炎，当然，还有结核病。听诊器让医生们多了一个诊断依据，胸腔音和心率一样，是能够和一个一般性"正常"标准比对的。这下，医生们的工具箱里又多了一件重要的诊断器械。

　　在巴黎医学界，听诊器掀起了一股热潮，当地的医生们都对自己可以拥有听诊器感到自豪。19世纪的医生克里斯蒂·布莱尔曾记录道，听诊器的流行"让心脏、脉搏、血液循环在医学界和流行文化中的魅力大大提升了"[8]。

1824年，拉埃奈克成了家，但之后不久，他的身体就出现了一系列不适，症状包括浑身无力、咳嗽、气短，于是他离开巴黎，搬到了气候更宜人的布列塔尼。搬家后，拉埃奈克感觉身体好了一些，但很快病情又恶化了。也许是心里有数但不愿意承认，他把听诊器递给了自己的侄子，让他听听自己的胸腔，然后把听到的声音描述出来。最终的诊断结果很可怕，他自己发明的医疗器械就是用来诊断痨病的，可痨病偏偏找上了他。1826年8月13日，拉埃奈克去世，享年45岁。

　　时至今日，结核病依然是各国面临的一个严重问题，尤其是社会经济不发达、医疗设施不健全、国民难以坚持服用几个月抗生素药物以治疗多重耐药结核病的欠发达国家。

　　与此同时，听诊器从发明以来，也经历了无数次翻新和改动，但基本的原理一直没变。1851年，爱尔兰医生阿瑟·利尔德（Arthur Leared）发明了带两个耳塞的版本并于翌年量产。在医生想检查病人的心肺情况时，听诊器至今依然是首选的器械。它还能用来检查病人的血管（如冠状动脉），对于血液在勉强通过动脉阻塞处时发出的声音是什么样的，人们已经研究得清清楚楚的了。

　　虽然今天不像19世纪，我们不再把听诊器当成什么高科技的新鲜玩意了，但2012年的一项调查[9]显示，听诊器击败了手术衣、叩诊锤、耳镜（就是插入你耳道内的检查设备）和钢笔，当选为医生们随身携带时最容易获取患者信任的医疗器械。

　　拉埃奈克医生可以含笑九泉了。

心脏手术:
大自然设定的天花板

> 心脏手术大概就是大自然给一切手术设定的上限。没
> 有什么新方法,也没有什么新发现,能应付大自然加在心
> 脏伤病上的难度。[1]

——斯蒂芬·佩吉特(1896)

拉埃奈克发明听诊器之后100年多一点儿的时候,另一项医学成就给现代心脏病学的多个方面都带来了重要影响。这项新技术成了心脏起搏器植入、心脏瓣膜置换等手术的必备工具,让医生得以疏通被堵塞的冠状动脉,或给心脏直接输送药物,规避了打开病人胸腔或者盲目地一针刺入心脏的危险和损害。此外,发明这项技术背后的故事之奇妙,可也是小说家打破脑袋都想不出来的。

维尔纳·福斯曼出生于柏林的一个中上层阶级家庭,但他父亲1916年在"一战"的战场上阵亡了。父亲死后,福斯曼家的条件迅速变差,迫使母亲只能每天做很久的文职工作。母亲不在身边,彼时12岁的福斯曼就在祖母和当医生的叔叔鼓励下继续学业。

福斯曼性格开朗，对科学抱有浓厚的兴趣。1922年从德国最好的高中毕业后，他考入了柏林的弗里德里希·威廉大学攻读医学。[2]

在医学院学习时，福斯曼对无创地检查和治疗心脏病产生了兴趣——"无创"指的就是不剖开胸腔。[3]当时直接向心脏给药的唯一方式就是心内注射，他发现这些治疗手段虽然重要，但也很危险。举例来说，在看不到心脏的情况下刺破正在搏动的心脏的外壁可能会伤到冠状动脉，导致血液流入心包腔。福斯曼认为，如果人们能发明出一种非侵入式技术来达到同样的效果，那一定会成为心外科医生的重要工具。

1928年福斯曼从医学院毕业，随后进入柏林附近的一家医院做外科住院医师。进医院工作一年后，他想起过去看过一篇旧论文，里面提到研究者把一根管道伸进了一匹马的颈静脉，一直把管道送入马的右心。研究者这么做的目的是测量血液泵入肺时的血压。福斯曼想说服领导在人类身上尝试同样的操作，但被拒绝了。他选用的血管是肘前静脉，一条前臂浅静脉，位于肘部的弯曲处。由于肘前静脉导引血液回流心脏的路径相对直接，福斯曼认为医生可以利用这条静脉，不通过手术接触到心脏。通过肘前静脉，医生能够向人体内注射造影剂，然后通过荧光镜（一种X射线成像仪器）观察，就能看到某一部位的内部实时影像了。①

---

① 1895年，威廉·伦琴通过实验发现了造影剂灼伤和X射线电离辐射的危害，即便如此，荧光镜还是被人们用在不少完全没必要的地方，比如试鞋机[4]。这种机器就像一个大箱子，从20世纪30年代开始被引入鞋店，顾客把脚伸进机器中，机器就能为他们找出尺码合适的鞋子。据估计，试鞋机在美国一共销售了1万台，而令人惊讶的是，直到20世纪70年代这种机器被淘汰时，大多数卖出去的试鞋机仍在被正常使用。

福斯曼的领导拒绝了他的提议，不许他实际尝试，但这个"初生牛犊"还是决定我行我素。在导管的选择上，他决定用导尿管，直径合适，长度也足够，但问题是他拿不到需要的导管和其他器械，这些东西都被锁起来了，他没有钥匙。于是，福斯曼开始和负责器械室的护士搭讪。用他自己的话说，他"开始在护士格尔达·迪岑身边转来转去，像只馋嘴的猫，绕着奶油罐转圈"[5]。这个年轻医生的计策显然有效，护士不仅把钥匙给了他，还主动要求成为他的实验对象。

在约定之夜，手术室关门之后，二人就神神秘秘地开始行动了。用钥匙打开一间小手术室后，迪岑表示想坐着接受手术，但福斯曼说服了她，把她绑在了病床上，然后给她的左臂做起准备来——至少护士自己是这么觉得的。准备到一半，福斯曼起身离开了几分钟时间。这几分钟迪岑肯定非常奇怪。她不知道的是，医生利用这几分钟已经给自己的胳膊做好了局部麻醉，在肘部的弯曲处附近做好了切口，还拿一根润滑过的导尿管插进了自己的肘前静脉。直到医生回到自己跟前，迪岑才意识到自己上当了。

生气归生气，护士还是同意了继续协助福斯曼。他一定松了口气，因为此时他已经把导管插入身体12英寸（约30.5厘米）了。福斯曼赶紧给"同伙"松了绑，二人紧接着前往X射线室。迪岑说服当值的放射科护士给福斯曼的肩膀和胸部做了荧光镜检查。就在这时，福斯曼有位医生同事忧心忡忡地冲进了X射线室，喊着要把导管抽出来，他还得把同事搪塞走。解决完同事的问题之后，他看了看自己的片子，结果失望地发现导管的顶端还没到达心脏。

福斯曼没有放弃，他继续把导管插到24英寸（约61厘米）的深度，并称没有感到疼痛，在导管深入的过程中还有种温暖的感觉。导管走到颈根部的时候，福斯曼意外碰到了附近的迷走神经，因此剧烈咳嗽起来。恢复之后，他站到了荧光镜背面，由迪岑护士举着一面镜子，让他能通过影像观察到手术进度。最后，他把导管一直推到了右心耳的部位，也就是右心房上端一个耳朵形状的突出部分。放射科护士给福斯曼拍了几张片子，提供了他需要的影像学证据，随后，福斯曼发表了论文。

福斯曼的领导得知此事后大发雷霆，但仍允许他继续留任外科住院医师的工作，后来还把他调到了欧洲最大的教学医院之一——柏林夏里特医院。然而在1929年11月，媒体来到这所著名的医院，报道了福斯曼的实验，事态从此急转直下。医学界非但没有祝贺这位年轻医生取得的成就，反而显得非常鄙夷。奇怪的是，另一家医院的外科主任还反过来指控福斯曼剽窃，声称他早在1912年就已经实施过心脏导管介入术，但该指控没有任何实际证据。[6]

与此同时，福斯曼的同事都嘲笑他成了舆论的噱头，他本人也因为未经许可实施导管介入手术而被医院开除了。1931年，因为他精湛的外科技术，医院又把他聘请了回来。之后的一年里，福斯曼一共在自己身上实验了9次导管介入，结果又被医院开除了一次。后来，福斯曼去了美因茨，在当地的一家医院谋了个职位，并和内科的住院医生埃尔斯贝特·恩格尔结了婚，但医院规定不许已婚夫妇一起工作，所以他俩又被双双开除了。

或许是终于认命了吧，福斯曼离开心外科，成了一名泌尿科医生，和妻子一起在德累斯顿附近开了家诊所（我们猜测里面一定配有各种导管）。"二战"爆发后，福斯曼成了德军的军医，但在1945年被俘，随后在美军的战俘营中供职直到战争结束。回家后，他发现德累斯顿已经被炸成了一片废墟，但他的家人奇迹般地生还了。

1932年福斯曼加入了纳粹，结果回家后三年里，他因为这层关系被禁止行医，因此又干起了伐木工的活儿。这段时间正赶上家里添丁，全家主要就靠妻子当全科医生养活。1950年，他又开始了泌尿科医生的工作，这次执业是在"温泉小镇"巴特克罗伊茨纳赫。

心脏病学的发展日新月异，福斯曼已经彻底成了局外人。在美国和伦敦，心脏导管介入实验室接连建成，他眼看着自己开发的技术被世人赞美。但在德国，他连美因茨大学教授的职位都申请不到，因为他没能完成自己的博士论文。

"我真的很痛心。"多年后谈及自己被医学界放逐的经历时，福斯曼说道，"我感觉我种了一片果园，却要让别人来收获，这些人还要站在墙根底下笑话我。"[7]

虽然在战前和战中受到了极不公平的待遇，不过在1956年，福斯曼收获了诺贝尔生理学或医学奖作为补偿。获奖的理由是他在心脏导管介入术方面的研究，时间已经证明，这项技术具有革命性的意义。得知自己获奖后，福斯曼告诉记者："我觉得自己就像个乡村牧师，刚刚得知被人提拔成了主教。"[8]

很快，福斯曼"主教"就收到了邀请，有人请他去领导德国的一所心血管研究院，但他拒绝了，称自己20多年没做过实验，上次实验还是拿自己做的，如今已经不了解心血管方面的最新研究成果。这话虽然不假，但这个领域的许多最新研究成果，其实都建立在他开创的技术的基础之上。

今天，医生们会出于许多原因给病人施行导管介入手术，做法就是通过双臂、腹股沟或颈部的动脉或静脉送入导管，让导管抵达心脏或为心脏供血的4根冠状动脉。导管介入技术的一项重要应用就是球囊血管成形术。你可以想象一只气球在狭窄或堵死的冠状动脉内逐渐充气，把血管撑开。撑开血管后，导管还可以辅助送入一个血管支架。支架像弹簧一样，可以撑住刚刚被扩张的血管壁，防止其再度变得狭窄。心脏导管介入术还可用于测定心脏每个腔室内的血压、采取少量心肌组织用于活检、检查瓣膜有无问题，以及在瓣膜出问题时进行修复或替换。

1979年，在经历过两次心肌梗死之后，福斯曼去世了。去世前他写成了一本自传，名字很恰当，就叫《在自己身上实验》（*Experiments on Myself*）。在自传中，福斯曼对他和纳粹党人尽皆知的关系只字未提。据一篇研究这方面的论文[9]所说，福斯曼加入纳粹很可能是因为他早年间错误地认为纳粹主义比共产主义优越，但后来他的态度转变了，开始反对纳粹的意识形态。这种变化在当时的许多德国医生身上都有体现。

为了重新开始工作，福斯曼必须办出来一张"去纳粹化证明"，他的导师和同事们都为他写了推荐信。信中，他们说他既不是军国主义者，也不是社会激进分子，只是个对自己的党派进行暴力活动感到厌恶的普通人。有证据表明，福斯曼拒绝开展不道德医学实验，还在纳粹下了禁令之后继续给犹太人治病。[10]最终，法国职业管理局把他划成了"第四类纳粹分子"[11]，也就是纳粹党的追随者，处罚他未来三年工资的15%作为罚款。

　　这就是这项划时代技术的故事，其发明者的政治面貌成了这个故事中独特又令人厌恶的一些"调料"。

灵魂究竟居于何处?
心本位与脑本位

> 在他的心底有一个伤疤,但他已经摆明了不想去揭开
> 它。他害怕揭开之后会有什么东西从中泄露出来。
>
> ——马克斯·苏萨克,《偷书贼》

灵魂和心脏(以及流经心脏的血液)之间有紧密联系,这种观念的例证在我们的语言、诗词、歌曲中比比皆是。莎士比亚、约翰·列侬、保罗·麦卡特尼、艾米莉·狄金森、汤姆·佩蒂、史蒂薇·尼克斯这些艺术家的创作中充满了冷酷的心、破碎的心、徒劳付出的心,或者孤独的心、不被尊重的心、被封锁住的内心。当然了,也有不少充满喜悦的心,或者能直接透露出信息的内心。至于血呢,给你一两分钟,看看你能想出多少个跟血有关的成语,表达怒火或欲望的意思,我等你。

好了好了,够多了。这些成语让你"热血沸腾"了吗?

以上的一切,在很大程度上都源于大约 1 500 年前的古罗马医生盖伦及其著名的追随者,他们认定心脏是灵魂以及情绪的居

所。有些词语，比如"冷血""热血"，其历史甚至可以追溯到更古老的先贤，如希波克拉底和亚里士多德，他们把心脏和情绪、灵魂、智慧、记忆扯上了关系。

传统的中医到今天依然信众无数。[①] 中医也认为心脏和灵魂的关系密切，一直把心脏奉为"百官之首"。在中医理论中，心脏除了是循环系统泵以外，还调节着情绪和心理，是思想、精神、意识和智慧所在。中医还认为心脏的病变能引起心理和生理上的多方面问题，如心悸、烦躁、面色苍白、气短，甚至记忆丧失。值得注意的是，西医也将这些症状与心脏病联系起来过，尽管中西医对疾病的成因有着完全不同的解释。

类似地，关注整体健康的印度阿育吠陀医学强调心脏的地位和思想、身体、精神同等重要。印度医学认为西医关注疾病和症状，虽然常常能够救命，但人体真正的健康应当取决于身体内"能量元素"（"风""火""水"）的平衡。阿育吠陀医学提倡人们通过调节饮食、服用草药、冥想和瑜伽等放松技巧来保持这种平衡。

虽然医学、心理学、精神病学等学科的发展，以及行为生理学、神经生理学等领域的最新研究都彻底证明了心脏并非"灵魂的居所"，可这种说法毕竟在西方流传了几百年，已经根深蒂固了。最早有人提出观点反驳"心本位"的时候是17世纪，但当时观点的科学依据很少，甚至完全没有，所以那些观点根本没

---

① 2019年，《老年医学》（*Geriatrics*）杂志刊登的一篇论文估计，中国大陆超过50岁的老龄人口中有14%在生病时会去看中医医师。[1]

有被人接受。早期想要推翻"心本位"观点的人里最有影响力的一个，应该是数学家、哲学家勒内·笛卡儿（1596—1650）。笛卡儿在几何和代数领域声名大噪，但对解剖学和生理学的兴趣也很浓厚。1640年，他宣称"灵魂真正的居所，也就是一切想法的形成之处"[2]——不，不是大脑，但接近了——是内分泌系统中的一颗"小豆子"，位于大脑内，名叫松果体。

松果体处在左、右两个大脑半球之间，顾名思义，长得差不多就像一颗松果。它是人类最后发现的内分泌腺体，参与调节生物钟和分泌部分生殖激素的工作，就像设定在我们体内的一个24小时工作的时钟。不过很可惜，笛卡儿认为松果体悬挂于大脑某个脑室的中间，周围环绕着"动物精气"，这种说法和他对松果体功能的认知一样错误。他曾说："由于松果体是整个大脑内唯一独立结实的部分，因此它肯定是想法产生的地方，以此推断，也是灵魂的所在，因为这两者密不可分。"[3]他还推论道，因为大脑有左、右两个半球，所以它一定无法参与涉及心智的活动。①

从英国医生托马斯·威利斯（1621—1675）发表研究开始，"脑本位"理论就逐渐抬头了。威利斯是神经生理学的开拓者，建立了人们对大脑的认识。通过无数次解剖尸体，他掌握了大脑的结构以及大脑错综复杂的供血网络，尤其是位于脑底下方、由

---

① 比笛卡儿更离谱的是比利时医生扬·巴普蒂丝塔·范·海尔蒙特（1580—1644）。海尔蒙特也认为灵魂的居所不是心脏，但他宣称灵魂的居所应该位于胃壁的褶皱里。

多条动脉交汇形成的大脑动脉环（又称威利斯环，以他的名字命名）。作为牛津大学的自然哲学教授，威利斯本应教给学生关于灵魂的知识，可他却跳出了传统的"心本位"理论，将大脑引入了课程。除了利用人体进行研究，威利斯也做过大量动物实验，发现大脑的不同区域拥有不同的功能。借助解剖学知识和医学观察，他把智力障碍和一些生理疾病（如发作性睡病和重症肌无力）的病因与大脑联系了起来，这是史无前例的。除此以外，威利斯还指出一些影响大脑的疾病是由"脑内化学反应紊乱"导致的，就连"神经病学"（neurology）这个词都是他首创的。

不过我得提醒一下你们，虽然上述的成就很厉害，但17世纪的科学家和今天的科学家是很不一样的。威利斯在神经生物学领域确实做出了革命性成果，但他的著作里也充满了取悦英国教会的内容，而且他对情绪障碍提出的疗法有待商榷，因为他想用棍子殴打病人。

先不对他吹毛求疵了，毕竟在威利斯之后，这方面的科学发展起来。几百年来，人们一直以为大脑不过是心脏的冷却器，但到了17世纪70年代，大脑已经开始取代心脏的地位，被视为思想、灵魂、智慧、意识和情绪的起源了（至少在西方是这样）。随着这种转变，人们对神经和自主神经系统的无意识工作有了更深入的了解，因此对心脏、身体和意识之间的联系也有了新的认识。很快我们就会提到，这种转变还促使人们发现了情绪刺激因素（如压力、贫困、生活变故、悲伤等）对心脏病的刺激作用。最终，大脑活动的停止成为判定一个人死亡的标准，取代了心跳的停止这一指征。

即便如此，很多诗人、歌手等艺术家也还是拒绝和科学界一起适应"脑本位"的新思想，这倒不算什么坏事，不然摇滚巨星詹尼斯·乔普林的歌曲《破碎的心》就得改名为《破碎的脑》，作家约瑟夫·康拉德的小说《黑暗的心》也要改叫《黑暗的脑》了。说实话，虽然现代科学已经彻底证明心脏和情绪、意识毫无关系，但很多西方人还是很愿意做出这样的想象，不仅出于音乐和艺术上的抽象比喻，还出于他们自己的一些个人信仰。

有人相信心脏包含有主人的性格特征，而心脏移植手术会将这些特征从捐献者转移给接受者。这方面最出名的故事大概就是已故舞蹈家克莱尔·希尔维亚的经历了。1988年，她成了美国马萨诸塞州第一个接受心肺联合移植的病人。手术后，希尔维亚把自己的故事写成了回忆录，书很畅销。她写道，在术后恢复期间，她感到自己的习惯、性格和口味都发生了变化，对时尚和食物的看法全变了。关于后者，希尔维亚举例说她过去注重健康，但术后喜欢上了啤酒，对垃圾食品的食欲暴增，尤其想吃快餐店里的炸鸡块。你猜怎么着，她告诉读者，那位与她匹配的18岁的器官捐献者在死于摩托车事故时，上衣夹克的兜里正好装着炸鸡块。

文化历史学家费伊·邦德·艾伯蒂曾在著作中给出了人们支持或反对上述信仰的理由。[4]其一是主观愿望，即器官接受者主观地想象器官捐献者人格的一部分仍然活在自己体内，这样的愿望能让器官接受者感到安心。其二，有可能器官接受者会认为拥有另一个人的心脏是痛苦的，并因此产生真实的心境改变。艾伯蒂还指出，"系统记忆"有可能也是真实存在的，即人体的细胞能通过某种方式带上主人的记忆。

最后一条不被主流科学界认可，但经常受到一种替代医学从业者的欢迎。这种替代医学就是我们前面提到过的顺势疗法。顺势疗法认为水带有溶解其中的物质的记忆，而且"同样的制剂治疗同类疾病"。换句话说，摄入只含微量（甚至测不出来）致病物质的片剂、酊剂或者无限溶解过的溶液，可以起到治病的功效。

让我们举个顺势疗法的实例：最近，英国有一个顺势疗法网站上提出了一种针对静脉曲张的新疗法。所谓静脉曲张，就是由于静脉瓣膜功能受损或被破坏，导致血液淤积在静脉血管当中，造成血管扭曲、变形的病症。这种病常发于小腿和双脚，因为这里的低压静脉血必须克服重力才能回到心脏。传统的疗法是

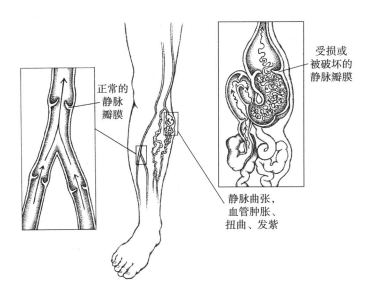

正常的
静脉
瓣膜

受损或
被破坏的
静脉瓣膜

静脉曲张，
血管肿胀、
扭曲、发紫

穿戴弹力袜（模仿长颈鹿四肢上紧绷的皮肤），还有些其他的疗法，原理基本都是将病变的静脉封闭，以促进病灶区域长出新的血管。

被推荐的顺势疗法是让病人服用白头翁（*Pulsatilla*）。白头翁属是多年生草本植物，也叫银莲花，每年早春开花，花型很漂亮，但要注意的是，整株植物都有极强的毒性。白头翁能引发低血压（血压低于90/60毫米汞柱）、减缓心率，还能导致腹泻、呕吐、惊厥，甚至引起休克。据说北美印第安人会用这种植物进行堕胎。[5]

英国的网站同时指出，如果白头翁不适用，可以用一种叫作碳酸钙（$CaCO_3$）的物质来代替，并说："服用白头翁效果好的人，一般脾气也好，会尽量避免争端……白头翁普遍适合热血的人，他们喜欢室内充满新鲜空气。需要服用碳酸钙的人更冷漠，有明显的汗脚。他们厌恶潮湿的天气，但他们和服用白头翁的人一样脾气温和，或许更羞涩、紧张一些。"[6]

我倒觉得碳酸钙还不如叫"贝壳碎"呢，这样更能凸显它真正的成分，也就是骨头、贝壳、蛋壳的主要成分。它还可以被用作抗胃酸药，也是家庭清洁剂的成分之一。想起什么了吗？碳酸钙的俗称是石灰石。

最后我想说一句，英语里有句谚语叫"容易上当的傻瓜一分钟一个"，这句话据称是马戏团老板、营销大师巴纳姆说的，但其实毫无证据。虽然这句话的出处不详，但在19世纪60年代末70年代初的时候它可是各路赌徒、骗子的口头禅。我也没有别的意思，就是觉得这句话放在这里挺合适的。

心碎了，怎么办？

我觉得你不该要一颗心，有心使人难过。

——莱曼·弗兰克·鲍姆，《绿野仙踪》

如今，绝大多数认定心脏催生情绪、精神的人都找不到现代科学的依据，但近年来针对某种冠状动脉疾病的研究发现，心脏和精神终归还是有联系的，只不过不是古代医学或者替代医学认为的那种联系罢了。

1990年，日本的心脏病专家研究了一批患者，共30名，每一名在入院时都主诉胸痛、气短。一开始接受检查后，所有患者都表现出了心力衰竭的特征：左心室功能异常、心电图（记录心电信号的图形）异常。然而，医生经过仔细检查后并未发现心肌梗死（血流不足而导致心肌组织坏死）患者典型的冠状动脉狭窄现象，大多数患者甚至根本没有罹患任何心脏病的迹象。[1]医生又做了另一项评估左心室情况的测试，结果更奇怪：在介入心脏导管并推入造影剂（多亏有沃纳·福斯曼！）后，医生借助X射线观察了患者心脏舒张、收缩的过程，结果在观察心室图时发现左心室收缩完毕后形状变得非常奇怪，顶部变窄，底部却像气球一样膨大了起来，这令医生们困惑不已。患者左心室的奇怪形状让日本专家们想起了渔民捕捉章鱼时用的鱼篓。另外，还有一点与典型的心肌梗死不同的是，这批患者中的大部分在随后的3~6个月里心脏都自愈了。由此可见，不管这些人得的是什么病，这种病都是一过性的，而这种特质在心肌病中非常罕见。[2]

　　初步研究过后，学者们给这种病起名章鱼篓综合征，并对这种怪病的易感人群和诱发因素进行了大量研究。值得注意的是，章鱼篓综合征的患者有90%都是绝经后的女性，而且其中的大多数在患病前不久经历过生理或心理上的巨大压力刺激，甚至包括自杀未遂这么严重的压力；很多人都经历了爱人刚刚辞世的悲痛。丧亲之痛和章鱼篓综合征的明显关联让学者给它起了另一个俗名：心碎综合征。

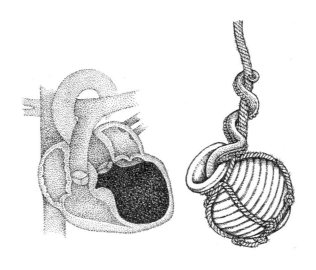

章鱼篓综合征的发病机制其实很合理。在经历情绪剧烈波动和压力很大的事情时，人体的神经系统（具体来说，是控制无意识活动的自主神经系统中的交感神经）会让循环系统中充满压力激素，激发格斗–逃跑反应。这种反应能调整许多生理功能，包括心率、血压、呼吸频率等，让人做好准备，应对真实的或想象中的威胁。通常情况下，在威胁消失或情绪稳定之后，格斗–逃跑反应就会消失，但对于章鱼篓综合征的患者来说，研究人员认为他们处理情绪的脑区和自主神经系统的联系减弱了，导致交感神经过度反应，压力激素持续分泌，引发心血管系统的严重问题，包括冠状动脉及其分支的痉挛——章鱼篓综合征患者的左心室功能异常和胸痛症状就是这么来的。

然而，关于这种病，我们未知的地方也还有很多。举个例子，左心室为什么会变成如此奇怪的章鱼篓形状，我们无法解答。还有，大脑指挥压力激素过度分泌是由患者的情绪创伤引起的，还是说患者的大脑功能异常早就存在，这才导致在情绪创伤发生时交感神经过度反应，让他们更易得章鱼篓综合征呢？这个问题我们也无法解答。

抛开未解之谜先不谈，这种病是证明心脏和大脑之间存在紧密联系的一个绝佳例证，是悲伤等情绪能够导致心脏出现生理性病变的证明。就这种病来说，心脏的病变是一过性的。同时，我们还发现心脏与大脑的关联是双向的，心脏受到损伤也可以诱发情绪障碍。

我和威斯康星大学荣休教授、心脏病学家帕特里克·麦克布赖德聊过一次。他是研究心血管疾病危险因素方面的顶级专家，我问他压力和抑郁情绪为什么能给心脏带来负面影响，以及如何改善这种影响。麦克布赖德强调情绪和心脏健康之间的干扰因素太多，很难得出两者之间的真正联系。比如说，一个人在伴侣过世后突发心脏病住进医院的情况并不鲜见，虽然在现象上两者明显联系紧密，但背后的原因就没这么明显了。

麦克布赖德带着我复习了一遍人体的格斗–逃跑反应，也就是诱发章鱼篓综合征的反应。虽然肾上腺素、皮质醇等与压力相关的激素一起分泌可以让身体有效应对真实世界的威胁，但它们会在应对情绪压力时起反作用。当一个人长时间处于压力之下（比如爱人久病，最终过世）时，这些激素有可能不断地在体内循环，反复刺激心脏和血管，让血管内皮发生损伤。过去我们一直以为这层细胞没什么活性，但最近发现它们也有内分泌功能。通过过去20年的研究，科学家已经证明血管内皮细胞也能向血液释放自己独有的激素。

"每时每刻，血管内皮细胞都在回应着人体内环境的需求。"麦克布赖德为我讲解道，"如果一个部位的肌肉需要氧气，血管内皮细胞就能释放物质让为那个部位供氧的血管舒张，同时让其他部位的血管收缩。"

在血管内皮细胞发炎时，受损的细胞也能释放组胺、缓激肽、细胞因子（一类小分子蛋白质，也由免疫细胞分泌）等化学物质，其结果就是使血管壁变得更加多孔，因此血浆就能渗出血管，流到周围的组织里去。身体在有炎症反应时典型的水肿、发红和疼痛的症状就是这么来的。与此同时，这些物质的分泌还能提示体内的"维修队"赶紧出现，开工干活。

若炎症是急性的，以上过程还挺有效，但慢性刺激就是另一回事了。麦克布赖德比喻说，持续不断的炎症就好像你一直揉搓皮肤，直到皮肤红肿、疼痛。更糟糕的是，若炎症刺激的时间太长，血管变得越来越多孔，释放进血液的化学物质也会发生变化，产生不同的效果。低密度脂蛋白的氧化就是这种变化的一例。氧化后，低密度脂蛋白变为氧化型低密度脂蛋白，成了动脉粥样硬化斑块形成的"推手"。麦克布赖德称，氧化型低密度脂蛋白就像是烤培根之后锅里剩下的油脂。

要是一个人本身就有动脉粥样硬化的毛病，那问题可能更加严重。长时间的炎症刺激能让血管壁开裂，此时人体的"维修队"就会前往修补，这个过程会形成血栓。一般来说，凝血是一件好事，大量的止血化学反应形成纤维状的最终产物（血栓），可有效防止血液从破裂的血管中流失。但在这种情况下，万一血栓的一点儿残渣脱落，顺着血管流动，堵住哪条极细的血管（如冠状动脉或为大脑供血的动脉），那就完蛋了，患者可能会发生急性心肌梗死或脑卒中。

对压力和心脏的关系有所了解后，我改变了话题，询问麦克布赖德如何扭转压力给心脏带来的不利影响。

结果，他出乎我意料地提到了宗教信仰。

"我觉得有宗教信仰的人心脏恢复的状况明显更好，这是有科学依据的。"他解释道，当人们不再惧怕自己的死亡时，健康状况就会好转。

然而，这种说法是有争议的。每次有论文称宗教活动对健康有益时，都会有人批评，指出即便是最权威的研究也有缺陷，因为他们对其他无关变量——例如年龄、性别、种族、受教育程度、行为（如是否抽烟、喝酒）、社会经济条件、健康状况等缺乏控制，或者压根儿没想过控制，就草率地得出了结论。[①]

但不可否认的是，能受到社会性支持或处在稳定关系中的患者预后状态更好的可能性确实更大。"独身或丧偶的患者，往往恢复状况更差。"麦克布赖德总结道。

过去40年来，麦克布赖德领导的心脏康复护理团队都在设法降低心脏病患者居高不下的抑郁症发病率。他们在这方面发力是因为抑郁症和其他突然性的压力刺激一样，对心血管的影响是很恶劣的。抑郁症和导致患者抑郁的心脏病"双管齐下"，有可能会造成很致命的后果。麦克布赖德对我说，目前，每两三个恢复中的心脏病患者就可能有一个患有情绪障碍。为了解决这个问题，麦克布赖德会对每个因心脏问题入院的病人进行抑郁症筛查，不论患者是得了心肌梗死，还是入院安放支架、做搭桥手术什么的，这也成了他们医院的制度。从20世纪80年代开始，威斯康星大学预防心脏病学诊所就有驻院心理师和治疗专家，并从1994年开始支持正念减压法训练。

正念是从佛教引入医学的治疗方法，在练习时你应该专注

---

① 理查德·斯隆、埃米利亚·巴吉拉、蒂亚·鲍威尔曾在1999年于《柳叶刀》发表论文《宗教、精神与医学》，综述了此类研究的缺陷。[3]

于觉察当下的思绪、感受和体感，而不是回想过去或担忧未来。正念疗法还强调你应该接受所有的想法和感受，不要做是非判断，因此可以帮助练习者理解任何时刻的感受都没有对错之分。自20世纪70年代后期以来，正念已经成了一种越来越受欢迎的缓解压力的方法，被广泛应用于监狱、医院等场所；[4]近年来，由于儿童焦虑问题越来越严重，学校也开始引入正念减压法。

麦克布赖德告诉我，心脏康复护理团队的人最早给他们的正念课程起的名字是"控压法"和"减压法"。

"所有人都报名参加了。"他说道。

随后，工作人员把名字改成了"正念冥想法"，还加上了瑜伽和太极的元素。"结果男人们都不来了，对那些西方男人来说，这玩意儿太东方了。"

我笑了。"那可怎么办啊？"

"我们干脆就又把名字改回了'正念减压法'，这下那些男人又成群结队地来了。"

麦克布赖德的团队运用正念疗法来解决心脏病患者"真实存在的畏惧"。病人的这种畏惧感一直存在，但近年来互联网把它给放大了。人们可以轻易地在网上获取大量信息，其中有些信息（比如健康饮食或者增加运动）还是很有用的，但病人也很有可能看到未经检测的补品，或者过度简化以致不准确的医疗信息。自我诊断疾病总会有这种隐患，比如笼统地说"胆固醇有害健康"就是后一种情况的实例。这些错误信息绝对会对心脏病患者（如心肌梗死患者或搭桥手术接受者）的恢复起反作用，也反过来凸显了专业心脏康复护理的重要性，这样的团队提供的信息和指导都是经过同行评议的，来自医学期刊等可靠信源。请注意，如今大多数医院都有这样的项目了，但规模各不相同。在你比较各家医院的优缺点时，可以把这个也列为重要的考量因素。

各家医院的心脏康复护理团队（包括麦克布赖德的团队）都发现，让病人的伴侣、近亲或者朋友参与病人的恢复过程是很重要的。最重要的是，医生提供的康复护理课程会教病人的伴侣、朋友不要在病人周围表现得小心翼翼的，时刻想着"他什么时候会死啊？"，因为病人一般都会不可避免地去自己琢磨这个问题。有伴侣参与的课程有时还会帮忙解决一些其他健康问题，比如勃起功能障碍（在心脏病恢复期患者中很常见），还会帮助病人伴侣储备应对下次心脏病发作的知识，比如教他们心肺复苏该怎么做。

有的人参加这样的康复护理项目，可能是真的相信冥想或者瑜伽的力量，有的人也许是想在这种艰难的时刻让自己和伴侣都轻松一些，但无论如何，心脏康复护理项目都大幅增加了搭桥手术患者术后的10年生存率[5]，也降低了心肌梗死患者二次住院或死亡的概率[6]。

然而，麦克布赖德指出，尽管参与心脏康复护理项目的患者预后都更好，但只有大约1/4的人会报名参加。病人给出的理由有很多，包括缺少医保、抑郁、认为护理项目太麻烦或者没必要、往返于护理课程在交通上花费的时间和精力太多，等等。

梅奥医学中心研究了患者不参与项目的理由。研究者发现，虽然年龄（年龄越大的患者参加的意愿越低）、性别（女性患者参加的意愿更低）等因素无法改变，但医院还是有很多能够提高患者意愿的对策，比如可以在患者住院期间就先由心脏科医生做好初级的护理工作，也可以趁患者还没出院就让医生推荐好康复护理的项目，或对康复护理的重要性做好介绍，并与患者就如何克服往返交通等潜在困难进行深入讨论。[7]

虽然患者乍一听康复护理项目会觉得挺麻烦的，但麦克布赖德强调，这样的项目绝对有好处，尤其是集体护理。如果一个病人看到一起参加护理的朋友正在使用跑步机，然后发现他刚做完心脏搭桥手术两个月，很可能就会受到激励，明白朋友在运动并好转。"他们会说：'嘿，我也刚做完心脏搭桥手术，我的身体该怎么变得像你一样好呢？'"

"其他患者带来的社会性支持是很重要的，"麦克布赖德说，"他们会对彼此敞开心扉。"

麦克布赖德同时指出，传统中医也可以有效预防和治疗心血管疾病，并建议进行视角更宽广的中西医结合治疗。简单来说，结合医学着眼于寻找影响每个个体健康的特定因素，包括生理、心理、精神、社会或环境等多方面的因素，然后结合不同的医学体系，为其定制独特的疗法。麦克布赖德的团队把中西医结合的方法引入心脏康复护理项目已有差不多25年，从几名有中西医结合治疗经验的医生加入团队以来就开始了。

除了减压，麦克布赖德的团队还试验了其他促进心血管康复的方法。研究人员测试了一系列物质对动脉功能的影响，准确来说，就是当受损的动脉遇到这些物质时会不会舒张。他们试过的物质包括维生素A、C、D、E，还有人参、白藜芦醇（部分植物在遭到病原体攻击时分泌的物质）、葡萄、红酒、大蒜等，不一而足。

"实验结果怎么样？"我问。

"我可以告诉你，维生素一点儿作用都没有。"

"那么什么物质能起作用呢？"

"红酒有用，黑啤有用，反正膳食补充剂没用。"

目前，麦克布赖德的团队测试过的物质中最有效的是他汀类药物，降低血胆固醇水平的药物立普妥（通用名称为阿托伐他汀钙片）就是其中一种。血脂有两个来源——饮食和肝脏合成，他汀类药物影响的就是后者，能抑制肝脏内合成胆固醇的酶的活性。麦克布赖德告诉我："他汀类药物能有效减缓炎症，改善血管内皮功能，减少动脉粥样硬化斑块。"

我自己服用他汀类药物已经15年了，听他拿红酒和黑啤和他汀类药物相提并论，我深感慰藉——如果换成这两种"药物"我可太支持了。

麦克布赖德还提到了黄酮类化合物，这是一类抗氧化剂，多见于食物，如浆果、苹果、柑橘、豆子，甚至茶叶中也有。抗氧化剂能阻断自由基的生成，自由基是一类不稳定的分子，会损伤身体组织。维生素C、E和类胡萝卜素也属于抗氧化剂，但麦克布赖德认为，我们无法确定膳食补充剂的内部组分，因此不一定能用这种方式补充这些营养，保健品不能取代富含上述物质的健康饮食。

他还比较推崇具有抗炎效果的地中海饮食法，这种饮食法强调多摄入蔬菜、橄榄油、大蒜和单不饱和脂肪，同时减少摄入饱和脂肪。①

在谈话中，麦克布赖德给出的另一个重要建议就是：想保持对心脏健康有益的生活方式，最关键的是"过犹不及"。

"铁人三项不是合适的运动量，躺着不动也不是合适的运动量，"他对我说道，"每天散散步是合适的运动量。人们总说：'红酒对我有好处，我要喝一整瓶！'这是错的，正确的量是每天3盎司（不到90毫升）。"

美国人日常的心脏不适有一部分要归因于饮食习惯，不健康的饮食习惯就没有考虑到"过犹不及"。从20世纪70年代末以来，美国餐厅（尤其是快餐厅和连锁餐厅）提供的每餐的分量都有所增加，与之一起上升的还有美国的肥胖率。《哈佛女性健康观察》（*Harvard Women's Health Watch*）杂志调查发现："一般电影院提供的汽水，过去大约7盎司（约207毫升），如今却有了'超大装'，可达32~42盎司（约946~1 242毫升）。"[8] 以往2~3盎司（约57~85克）的面包圈，现在也重4~7盎司（约113~198克）了。

美国人的肉类消费量也在增长。过去50年来，全球的肉类需求变成了原来的四倍。[9] 一项值得注意的研究分析了"二战"

---

① 麦克布赖德还介绍了DASH饮食模式，即抗高血压饮食（Dietary Approaches to Stop Hypertension，缩写为DASH）。

期间心血管疾病患者的死亡率，特别关注了被纳粹占领的挪威，结果发现1942—1945年，虽然人民的生活压力激增，但心血管疾病的死亡率下降了约20%。[10]这是为什么呢？战争期间，挪威人的家畜都被德国人没收，他们接触不到肉、蛋和奶制品，因此只能靠低脂的蔬菜、谷物和水果生活，心脏病的死亡率也就降低了。

最后，我列了一份清单，是在这个压力逼人的世界里，医生推荐的对心脏健康有益的生活方式，内容包括锻炼身体、多吃鱼类、少吃肥肉、减肥或保持合理的体重、保证充足睡眠（每晚7个小时睡眠时间似乎最健康）、不抽烟、适量饮酒、运用减压技巧、定期体检等。

列完清单后，我准备结束这场采访了。我问麦克布赖德还有什么想要补充的。

"对一切采取过犹不及的态度。"他说，"这是我最想说的。"

修复一颗心：
从蛇身上学到的智慧

> 心其实一点儿用都没有，除非你让它变得坚不可摧。
>
> ——《绿野仙踪》，米高梅电影公司（1939）

在自然界，心脏和循环系统已经进化成了效率极高的体内交通系统，其首要功能是让各器官与外环境之间交换重要物质（如营养物质和气体）。而我们人类社会演变的速度明显超过了心血管系统进化的速度，搞得我们每天都在用垃圾食品、毒素、污染物、香烟和生活压力挑战心血管系统能够承受的极限。

人类用医学作为武器，挑战着自然。举例来说，近些年来，我们见证了低脂饮食和高水平医疗技术的兴起。利用病人胳膊或腿上的静脉，医生已经可以替换掉堵塞的冠状动脉，完成冠脉搭桥术。比手术更复杂的还有人工心脏。1982年，美国心外科医生威廉·德弗里斯成功将历史上首个全人工心脏"贾维克7号"植入61岁的退休牙医巴尼·克拉克体内。克拉克术后存活了112天，承受了一系列严重并发症，包括呼吸困难（需接受气管切开术），以及"发烧、脑卒中、癫痫、谵妄、肾衰竭和因凝血障碍引起的流血"[1]，最终因结肠炎去世。人工心脏在手术刚结束时积攒的"好人缘"随着克拉克身体状况的恶化迅速消失，后续的消极评价也让人工心脏的发展目标从永久植入变成了患者等待移植期间的过渡支持技术。

再说说心脏移植。1967年12月3日，南非医生克里斯蒂安·巴纳德（1922—2001）施行了首例成功的心脏移植手术，器官捐赠者是25岁的丹尼丝·达瓦尔，死于车祸。经过5个小时的手术，53岁的路易斯·沃什坎斯基获得了达瓦尔的心脏。术后心脏功能正常，但不幸的是，阻止排斥反应的免疫抑制剂让沃什坎斯基对细菌感染毫无招架之力。18天后，他死于双侧肺炎。

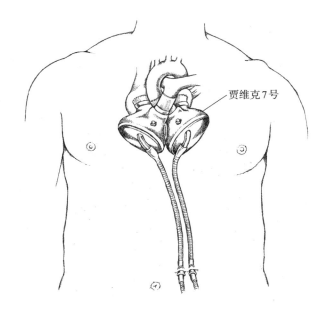

贾维克7号

据估计，如今全世界每年大约会进行 5 000 例心脏移植手术，其中大多数在美国。但即便如此，每年也依然会有上百万人死于心脏疾病，上千人死在等待移植用的心源、肝源、肾源出现期间。在前文中，我们已经讨论过异种移植的发展史，也看到了今天的医生设计基因编辑猪，为了让猪提供移植用器官所做的努力。与此同时，大自然似乎也给我们提供了治疗心脏疾病的新方法，这些方法源于动物，但又不用动物替我们去死。如今，已经有越来越多的研究者把目光投向大自然，想从动物令人惊叹的进化和变异中寻找解决之策了。

动物界有许多值得我们人类关注的适应性进化，其中之一就是某些物种有修复受损心脏的能力——这种能力正是我们人类不幸缺失的。心肌梗死的发作，通常是因为一条或多条冠状动脉中至少有一处发生了阻塞，减少了心脏的血供。缺氧时，阻塞区域下游的心肌组织坏死。即便患者得以幸存，坏死的心肌也会变为瘢痕组织，阻止新的心肌细胞生成。同时，由于瘢痕组织无法收缩，该区域无法正常工作，从而影响到心脏各部位高度协调的工作计划。心肌梗死幸存者一般都更容易出现更多心脏问题，如再次心肌梗死等，最终导致心力衰竭。

如果医生能够替换坏死或功能异常的心肌组织，会怎么样呢？那么这项治疗将会有革命性的意义。每年大约有 100 万美国人被诊断为心力衰竭，只剩不到一年寿命的比率将近 30%。[2] 可惜，人类没有心脏再生的能力（应该说，任何哺乳动物都没有），于是科学家只好去最古老的脊椎动物——鱼类身上寻找答案了，准确来说，是热带淡水水域常见的一种鱼：斑马鱼。

斑马鱼属卵生鱼类，来自南亚，与鲹鱼有亲缘关系。虽然人们从20世纪60年代就已经开始研究这种小鱼了，但把它们用作模式动物，下大功夫来钻研人类疾病，还是从2013年才开始的事情。这是因为在这一年，科学家终于拿到了他们探求10年想要的结果——斑马鱼的基因组序列。测序完成的基因组就相当于一套完整的"遗传说明书"，指挥着一种生物的发育、成长和生命维持过程。

科学家惊讶地发现，斑马鱼和人类基因相似度超过70%，而且和人类疾病相关的基因中有超过80%都能在斑马鱼的基因组里找到。[3]对于人类的几乎每个器官，它们基本上都有对应的替代品；每次还能生下数百个透明且在体外发育的卵。这些特征使研究人员能够把人类的病症在这种速生、好养且易于观察的物种身上模拟出来。同时，我们还能将基因突变引入斑马鱼实验[4]，来观察肌营养不良等疾病的遗传，或对各种心脏异常进行模拟，从而让药物开发者能够对具有潜在治疗效果的物质进行测试[5]。

在所有针对斑马鱼进行的研究中，最激动人心的应该要数心脏再生了。人们发现，虽然它们只有一个心室，但切掉这个心室的一部分后，它们的心脏居然可以完好地再生，而且被切掉的比例可以高达20%。诚然，人类在走出相互掠夺和角斗的时代之后应该很少受这样的伤了，但这一发现对心脏科学来说依然意义重大。科学家观察到，斑马鱼在心脏被切掉一部分后，会先在伤口处形成血栓，阻止大出血，然后神奇的一幕就出现了[6]：在受伤后的30~60天内，血栓会逐渐被功能完备的肌肉细胞取代。[7]

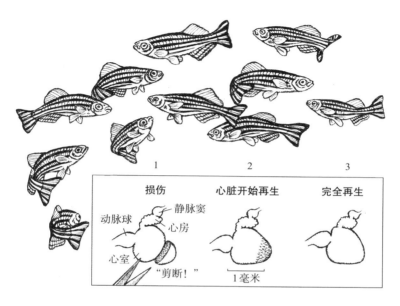

在发育成熟的哺乳动物心脏内部，心肌细胞不再分裂，意思就是不会有新的心肌细胞产生，但斑马鱼的心脏不同，不仅能产生新的、功能完备的心肌细胞，而且全过程不需要干细胞参与。我们在后面还会详细地介绍干细胞，在这里你可以简单地认为干细胞就是一类具有分化成不同种类细胞的能力的细胞。干细胞可以是处于胚胎期的细胞，也可以是成体细胞。具体特化成什么细胞，要看它们受到怎样的诱导。

在成年的斑马鱼体内，心肌细胞可以由旧有的心肌细胞产生。当其心脏的某个区域受到损伤时，该区域内未受损伤的心肌细胞就会重新进入其生命周期中的繁殖期，开始制造新的、功能完备的心肌细胞。新生的细胞一"出生"就做好了工作的准备，能移动到受损的区域，替代身体一开始为了应对伤口而形成的瘢痕组织。与此同时，斑马鱼的心脏还会迅速长出一层结缔组织网络，让血管快速重新生长[8]，覆盖受伤区域并产生一种成纤维细胞。成纤维细胞能够分泌胶原蛋白，进而铺设一层胶原蛋白框架。这种框架被研究者称为"重生脚手架"，可作为一种结构基础，为新生的心肌提供支撑。[9]

　　既然再生出功能完备的心肌组织这么有好处，你肯定很想问：为什么哺乳动物不这么做呢？从进化的角度看，最有可能的解释是：或许没有这种能力反而更加有利，至少是对我们的祖先更加有利。我们的心肌细胞在出生后不久就停止分裂了，因此不容易出现诱发癌症的基因突变，这样一来心脏癌变的概率就很低①。鉴于所有哺乳动物都有这种特征，那么毫无疑问，它肯定是古老的哺乳动物祖先进化出的一种适应；或者说，由于只有斑马鱼和另一种北美洲蝾螈——绿红东美螈（*Notopthalamus viridescens*）具有心肌再生的能力，"心肌无法一直分裂"这一特

---

① 简言之，细胞和生物一样有生命周期，在"出生"后也会成长，然后繁殖。在发育成熟后，细胞一般就不再分裂繁殖了，有的细胞甚至完全不分裂，而且外观通常和未成熟时不同。此时，它们会工作一阵子，然后老化、死亡。你可以把癌细胞想象成永远处于繁殖期的细胞，因为癌细胞只有一项工作，就是分裂繁殖，永远不长成有具体功能的成熟细胞。它们还会扩散到身体的其他部位（一般通过血液循环或淋巴系统完成）。到达其他部位后，癌细胞还会持续繁殖，不管扩散到哪儿，都会最终破坏该部位的功能。

征肯定在脊椎动物的早期祖先身上就已经出现了。

仔细想想，我们的祖先不吃劣质快餐，没有肥胖困扰，也不抽烟，没有近些年才出现的其他伤害心脏的坏习惯，那么他们没有进化出心肌细胞持续分裂的能力也不足为奇。由此我们也可以看出，人类的器官是如何在一个与现代差别巨大的时代中进化的。至于为什么斑马鱼能成为脊椎动物中的异类，那可能是因为某个基因突变为它们这个物种带来了好处。如果你是一条秀气的小鱼（或者一只几厘米长、满身红斑的蝾螈），因此成了长有尖牙利爪的捕食者最喜欢的午餐，那修复心脏的能力就太有用了。

且不论修复心脏的能力到底是怎么进化出来的，今天的人类没有这种能力，我们就遇上了严重的问题，而科学给了我们解决问题的机会。科学家有几个研究方向，包括寻找特殊的物质，以达到下述目的中的任意一个：刺激成熟的心肌细胞分裂；把成纤维细胞等细胞转化为心肌细胞；或者使心脏干细胞分化，特化为心肌细胞。这三条里不论哪条都涉及大量复杂的工作。除此以外，心脏的再生还需要我们修改心脏血管的走向，毕竟，任何再生的心肌都需要全套的供血系统来运输修复组织所用的物质、营养成分和氧气。

虽然在心脏被切除一大块后斑马鱼能出现再生现象，但科学家依然需要让它们在遭遇更常见的人类心脏病时也能展现出同样的能力。为此，研究人员正在尝试设计带有心脏瓣膜疾病、先天性心脏缺损及高胆固醇血症等脂质代谢疾病的实验鱼种。[10]

探索之路曲折、漫长，但科学家期待，在未来的某一天，利用从斑马鱼及其他非哺乳动物的心脏中学到的新知，我们能够借助心脏再生的手段，开创治疗心脏疾病的新纪元。[11]

从遗传学的角度看，爬行动物要比鱼更加接近人类，所以它们自然也能在医学研究中起到举足轻重的作用。缅甸蟒（*Python bivittatus*）就是另一种心脏能帮助科学家研究人类疾病疗法的动物。

缅甸蟒很好辨认，头顶有标志性的箭头状斑，原产于东南亚的草泽、森林和岩洞。它们是全世界所有蛇类中第二或第三长的物种，雌性可以长到20英尺（约6.1米）长，粗细堪比电线杆。这种体形的缅甸蟒，体重一般在300磅（约136.1千克）[①]左右。雄性普遍小一些，长度最多大概15英尺（约4.6米）。

我10来岁的时候曾经养过一条漂亮的蛇，不过我的蛇只有差不多4英尺（约1.2米）长。虽然不大，但这条蛇可让我和我的小伙伴激动坏了，尤其是喂食的时候。不过并不是所有人见了蛇都像我一样激动，我母亲还有我8个姨中的至少6个都见不得蛇。我至今还清楚地记得，在我告诉我们纽约长岛那所房子的维修工我的"爱丽丝"在房间里之后，他就把我的房间当成了唯恐避之不及的瘟疫之地。但我被蛇淡漠的举止深深吸引住了，沉迷

---

① 一般认为，原产于南美洲的亚马孙森蚺（*Eunectes murinus*）是长度排名第二的蛇类，但体重排名第一。人类测量过的最长的森蚺长达28英尺（约8.5米），估测体重超过500磅（约226.8千克）。仅看长度的话，排在榜首的是网纹蟒（*Python reticulatus*），最长的纪录为33英尺（约10米）。

于看它每隔一段时间蜕一次皮，每周一次地张开血盆大口，吞掉比它脑袋还大的老鼠。至于医学界，他们对蛇的兴趣可就是年幼的我完全想象不到的了——其实根本没人想象得到。2005年，加州大学欧文分校的科学家在观察中发现，缅甸蟒在进食后3天内心脏的体积增大了40%。[12]

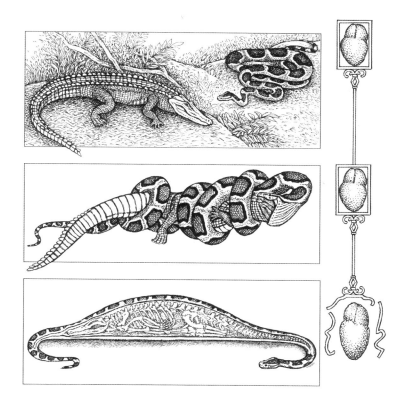

我采访了科罗拉多大学博尔德分校的科学家莱斯莉·莱因万德，她研究这种现象已经有10多年了。她指出，蟒蛇的这种不

寻常的现象其实是对进食不规律的一种适应。在原栖息地，蟒蛇可能会一整年吃不到任何食物，但身体没有任何病变。要是换成哺乳动物，一定早就性命不保了。"所以，蟒蛇做出了一些很极端的适应，"莱因万德对我讲道，"其中就包括不放过任何进食机会，吃下巨大的食物。"

和红尾蚺、森蚺一样，蟒蛇也靠压缩肌肉来捕杀猎物。它们会先搞伏击，瞄准的猎物有时能比它们自身大上50%。我小时候养的蛇只吃老鼠，但在野外，缅甸蟒可以捕食猪、鹿，甚至人类小孩。蟒蛇会先咬住猎物，但这种撕咬并不致命，紧接着用肌肉发达的身体紧紧地缠住猎物，压缩猎物的胸腔使其无法扩张，猎物的肺也就无法吸入气体胀大了。用不了多久，猎物就会窒息而死。此时，蟒蛇再松开猎物，同时张大下颌（十分惊人的一幕），从猎物的脑袋开始，一边向前移动身体，一边把猎物送进嘴里，直到把整顿大餐都生吞进肚为止。

这种进食方式会让蟒蛇承担巨大风险，很容易被天敌攻击。想象一下，让你一口吞掉一条大丹犬，然后溜达到一边，等待食物慢慢消化。算了，你还是别想象了。至少你现在应该能理解为什么经过进化，蟒蛇的进食不会那么频繁了。

不过，蟒蛇还进化出了另一种惊人的能力，能让它们尽快恢复迅捷的行动力。蟒蛇消化重达自己体重一半的食物本身就只需4~6天时间，在此基础上，它们居然还能利用消化食物得来的能量，让器官变大。莱因万德告诉我，除了脑因为被固定在颅骨当中而不能变大之外，"蟒蛇全身上下几乎每个器官都会以极快的速度变大，体积和质量都会增加"。

蟒蛇内脏变大不仅是因为体液的聚集，器官的实质也增大了。这种现象通常发生在蟒蛇进食后的24个小时内。"哺乳动物身上绝不会发生这种事。"莱因万德补充了这么一句。我本想说一句我自己在感恩节之后胖了不少，想想还是算了。

莱因万德最初的研究兴趣是人类心脏的生理性肥大。运动员的心脏会发生这种情况。很多人以为心脏增大肯定是疾病导致的，的确，高血压和冠状动脉疾病若不经治疗，确实能引起心脏肥大，但这种情况叫作病理性肥大。"肥大"在这里的意思就是细胞体积增大（在刚才的例子中就是心肌细胞体积增大），而"病理性"的意思就是疾病或外伤造成的状态。请注意，肥大并不一定都是坏事情，比如举重训练就常常能导致肌肉肥大[①]。

"在某些病理性肥大的病例身上，"莱因万德解释道，"我们可以看到他们的心肌变得非常大，但肥大的心肌占用的是腔室的位置，所以导致的结果就是心房和心室壁很厚，但里面的空间很小，这和健康的运动员心脏是不同的。运动员心脏的心肌和腔室空间同比例增大，在心肌变厚的同时腔室的内部空间也变大了，血液可以更大量地冲入和流出。"蟒蛇的心脏增大就是运动员这种类型。

莱因万德对我说道，她认为如果她能带领团队搞清楚蟒蛇的心脏是如何这么快速地增大的，或许就能为人类预防或治疗心

---

① 肥大和增生是两个不同的概念。增生是指细胞数量增多，但细胞的体积是不变的。增生的一个实例就是我们在长身体的时期，身体各部位变大。

脏病，尤其是给那些心脏病太严重以致已经无法锻炼的人提供救命之策。（如果你的心脏还能承受锻炼的压力，体育锻炼能给你带来的好处包括促进循环、为各组织增加氧气供应、降低血压、降低血脂等。）

然而很不幸，蟒蛇实验刚刚开展起来，原材料供应竟然出了问题。20世纪90年代，佛罗里达州南部的人把不想养的宠物蟒蛇大量遗弃到了大沼泽地。佛罗里达大沼泽地是美国物种资源最丰富的沼泽湿地之一，也是喜温的动物最完美的生境。蟒蛇尤其喜欢这里，一整年都不会有寒冷天气威胁到它们，也不会有缺乏食物的季节。最惨的是，大沼泽地给所有入侵的蟒蛇准备了饕餮盛宴，濒危的短尾猫及其他中型哺乳动物（如浣熊、负鼠、狐狸等）应有尽有。①它们还成了湿地棉尾兔的主要天敌。

结果不到30年，佛罗里达州的蟒蛇数量就暴增到50万~100万条，酿成了一场生态灾难。于是在2012年，美国内政部下令禁止缅甸蟒在美国国内销售，同年又下严令，禁止蟒蛇的跨洲运输。尽管这几项禁令没能挡住蟒蛇数量激增的趋势，但这几项禁令对大沼泽地来说是有利的。不过，莱因万德的团队几乎再也买不到研究用的标本了。

莱因万德告诉我，他们和蟒蛇运输禁令周旋了将近三年时间，终于想办法"钻官僚主义的空子"，搞到了标本。

----

① 《美国国家科学院院刊》（*PNAS*）2012年的一篇论文指出，2003—2011年间，大沼泽地内的浣熊和负鼠出现频次减少了将近99%，短尾猫的出现频次减少了将近88%。[13]经分析，蟒蛇是这一切的始作俑者。

他们选用近期刚刚进食过的蟒蛇来研究心脏的变化。起初，他们给刚刚吃饱喝足的蟒蛇抽血，发现血液是白色的。莱因万德向我讲述道："血液里脂肪含量特别高，外观几乎不透明。"如果这种结果出现在人类身上，那就完蛋了，这么高含量的脂肪很可能堆积在内脏里，并在为心脏供血的冠状动脉内部的狭小空间里形成脂肪斑块，引发心脏病。

"所以，当我看到它们的血液和牛奶没什么两样的时候，"她说，"我就在想，为什么蟒蛇没有表现出任何心脏病的症状呢？它们的心脏里一定也堆满了脂肪。"

然而，进一步检查发现，进食过后的蟒蛇心脏里根本没什么脂肪，甚至脂肪含量比饿了一段时间的蟒蛇的心脏还少。最终，科研团队终于搞清楚原因了。

"对你、我这样的人类，或者健康的老鼠来说，"莱因万德说道，"脂肪是一种燃料，可以消耗产生热量。当你不再燃烧脂肪时，脂肪会堆积在心脏里，心脏就出问题了。"

但蟒蛇不一样。蟒蛇在吃完一顿大餐之后，身体的反应是把心脏变成一个燃烧脂肪的机器，同时体积变大，但这种变大不是病理性的。蟒蛇的进食习惯这么奇特，要是心脏发生病理性肥大，它们早就被淘汰了。这让莱因万德开始思考，让蟒蛇变得像运动员而不像"宅男"的秘诀究竟是什么呢？

研究人员发现，激发蟒蛇心脏发生明显肥大的物质就是它们血液中的脂肪，或者更准确地说，是食物中自带的三种脂肪酸，分别为肉豆蔻酸、棕榈酸和棕榈油酸。人类可以从鱼油等营养品中获取这三种脂肪酸（心脏病学家帕特里克·麦克布赖德听到这儿可能会做个鬼脸）。

莱因万德的团队把三种脂肪酸注入饿了一段时间的蟒蛇的身体。通过这种方式，他们证明了三种脂肪酸的功能。每次实验中，蟒蛇的心脏都变大了，效果和饱餐一顿是一样的。同样的实验在老鼠身上也取得了同样的效果，实验鼠的心脏变得和持续锻炼好几周但未补充脂肪酸的老鼠心脏一样大。最引人注目的是，老鼠也好，蟒蛇也好，其心脏虽然变大了，但内部各部位的比例保持不变，和病理性肥大完全不同。你可能还记得，如果心脏病理性肥大，在心肌变大的同时，心房和心室内部的空间并不会同步变大。截至目前，并没有证据显示联用三种脂肪酸会引发任何疾病反应，这也让我们看到了希望。

虽然初步结果十分喜人，但我们接下来要做的工作还有很多。莱因万德下一阶段的研究目标是利用大型动物模拟心脏疾病，测试脂肪酸的效果。他们希望实验能逐步推进，一步步走向真正的目标。

莱因万德对我说："我们希望这项研究最终不仅能帮我们找到一种代替体育锻炼的方式来维持心脏健康，还能为不适合锻炼的心脏病患者找到一种疗法，改善他们的心脏功能，延长他们的寿命。"

莱斯莉·莱因万德已经为此成立了一家生物医药公司，希望将来自己真的能开发出这种灵药。2017年，莱因万德被美国心脏协会授予杰出科学家奖，以表彰她在心脏健康方面的突出贡献。领奖时，她也明确阐述了自己的目标。

培育一颗心：
干细胞、菠菜叶与 3D 打印

> 必须得有人站出来说："我们不能再吃药了，我们得吃菠菜。"[1]
>
> ——比尔·马赫

为了探索另一种完全不同的心脏再生方式，我采访了哈佛大学干细胞研究所的研究员哈拉德·奥特。奥特团队的愿景很远大：利用干细胞再生出人类心脏，并希望能进一步拓展到所有器官。

人体共有约 200 种不同的细胞，其中的绝大多数在繁殖时都会产生和自己一模一样的子细胞。肌肉细胞分裂产生更多的肌肉细胞，脂肪细胞分裂产生更多的脂肪细胞，以此类推。而干细胞不一样，在特定的条件下，干细胞可被诱导分化成不同种类的细胞。多数干细胞有自己的能力上限，比如血液中的干细胞就只能分化成各类血细胞，但胚胎干细胞很特殊，可被诱导分化成任何种类的细胞，因此又被称为多能干细胞。人们可在脐带、胚胎内获取多能干细胞，但后者的获取和使用争议极大。即便如此，对研究干细胞疗法的科学家来说，胚胎干细胞也还是因其具有全能性而意义巨大。人们希望能够通过这种疗法绕开器官移植，用干细胞直接培养出人类器官，来取代病变或功能出现异常的器官。

"为什么设计、培养人类心脏势在必行呢？"我这样询问奥特。奥特在干细胞研究的一个非常特殊的分支中处于最前沿。他向我解释道，如今的医学已经非常善于治疗外伤、肺炎这样的急性伤病了，因此这样的伤病造成的死亡越来越少，许多人都能活到高龄，可在年龄太大时，他们的器官就要逐渐瓦解了。

"人体内的有些组织，比如肝脏、骨骼，在受伤后都有再生机制，"奥特告诉我，"但也有许多器官（比如心脏）不具备自我再生能力。"

一开始，这些器官（比如肺）都具有一些额外的储备细胞，所以不能自我再生并不算什么大问题，但储备的细胞是会用完的。

"终末期器官衰竭是一个全球性健康问题，影响着几百万人。"他说，"也就是说，车祸、肺炎或者其他伤病再也杀不死那么多人了，人们活得越来越久，给身体积攒的损伤也越来越多，直到身体不堪重负。"

因此，近年来医学界的风向有了很大改变。20世纪时，大多数人的目标都是修复受损的组织和器官，但如今人们投入了巨大的精力，进行心脏、肾脏、胰腺等器官的再造，以替换病人衰竭的原有器官。

2005年前后，奥特在明尼苏达大学跟随心脏病专家多丽丝·泰勒学习，接触到了干细胞研究。泰勒研究的重点本来是用得过急性心肌梗死的实验兔，将干细胞注入其心脏，试图恢复其心脏功能；但在奥特加入团队后，他们发现仅仅把干细胞注入受损的心脏效果并不明显，他们需要的并不只是修复器官，而是重塑整个三维结构。后来，泰勒继续她的研究，最终去得克萨斯心脏研究所做了再生医学部门的领导；而奥特则前往麻省总医院做了心胸外科医生，之后又加入哈佛大学医学院做了外科学讲师。

奥特讲解道，他目前的实验基于20世纪90年代人们所做的组织工程研究展开。在过去的研究中，科学家发现以胶原蛋白为主要成分的细胞外基质可以被当成"脚手架"，利用这个"脚手架"来搭建细胞，我们就能制作出具有三维结构和生理功能的组织。[①]某种组织的细胞外基质是由构成这种组织的细胞分泌、合成的，赋予了骨骼、软骨等组织其特有的形态和特征。而以胶原蛋白为主的细胞外基质则具有能被拉长而不损坏（延展性强）、不激发免疫应答（抗原性弱）和能够允许心肌细胞等其他细胞在其内部生长的特性。

"我不算是个好工程师，"奥特和我说，"刚开始着手研究的时候，我没有从零开始搭建这个'脚手架'，而是直接用了死亡动物的器官。"

首先，奥特的团队会将动物的心脏进行脱细胞操作，使用

---

① 耳熟吗？这是因为斑马鱼的心脏也是在胶原蛋白构成的"脚手架"上进行快速再生的。在斑马鱼受伤后，成纤维细胞将会搭建这样的"脚手架"。

特殊的清洗剂将器官的细胞全部溶解、清除。完成脱细胞操作后，他们得到的就是以胶原蛋白为主的细胞外基质，柔软坚韧，还保持着心脏的形状。

我去看了他以前留下的脱细胞处理后的心脏标本，用的是猪心脏。标本呈现出一种混浊的白色，由胶原蛋白、弹性蛋白和纤连蛋白（负责将细胞与这些物质粘连起来，有点儿像胶水）构成，看起来基本上还是一颗猪心的形状。我被这个标本深深吸引了。在我面前的这颗心脏过去曾充满细胞，而此时细胞已经尽数消失了。虽然细胞没有了，这颗心脏剩下的"建筑结构"却被精准地保存了下来，成了奥特他们打造全新心脏的完美基础。

由于全部的细胞都被清除了，留下的仅有结构蛋白，所以"脚手架"不会像移植过来的心脏那样激发免疫应答。当身体识别出某些细胞是同种异体的（不是自体的），与自身免疫系统不相容时，免疫系统就会开始攻击这些细胞，这就是病人在接受免疫不相容的捐赠器官后出现同种异体的排斥反应的主要原因。然而，使用根本没有细胞的空白样板，在理论上，人们完全有可能制造出不排异的器官。

那么，关键的问题就在于，奥特要如何给心脏形的"脚手架"充入新的、不会被免疫系统攻击的细胞呢？他表示，2012年的诺奖成果给了自己的团队很大的推动力。当年，诺贝尔生理学或医学奖授予了约翰·格登和山中伸弥二人，他们发现成熟的体细胞可以通过基因重组变回干细胞，方法是将4个负责阻止不成熟的干细胞分化为成熟细胞的基因引入成熟的体细胞。更厉害的是，转化出的干细胞不是随随便便的干细胞，而是多能干细胞。你还记得吧？通过不同的诱导方式，多能干细胞有能力分化成人体内存在的所有种类的细胞——将近200种。至于用到的成熟体细胞从哪儿来，肯定是越容易获得的细胞越好了。科学家欣喜地发现，成纤维细胞完全符合条件。

除了和心肌细胞一起存在于心肌组织中以外，成纤维细胞还是结缔组织中最常见的一类细胞，连皮肤的真皮层里都有它们存在。我们在上一章提及斑马鱼时讲到过，成纤维细胞的功能之一就是分泌结构蛋白（如胶原蛋白、弹性蛋白纤维），还有细胞外基质，也就是细胞周围的非细胞结构。奥特表示，从皮肤中就可以获取这种细胞，可比从心脏里取组织要容易多了。

等到成纤维细胞被成功转化为干细胞，再被诱导分化成心肌细胞，它们就能被种植到"脚手架"上。然而，到了这一步之后，奥特就遇到问题了。他的团队做出了心脏的部分结构，也让其中的细胞在受到刺激时能够收缩，但依然无法培育出一整颗能够搏动的人类心脏。

其他进行类似研究的实验团队没有尝试培育完整心脏，而是在探索这种"重新编程"心肌的新用途。由伦敦帝国理工学院教授西安·哈丁领导的一支英国和德国的科学家团队培养出了人类心肌细胞组成的补片，他们把补片缝在活兔子的心脏上，补片就变成了功能完备的心肌组织。[2] 很快，这项技术就能开始人体实验，研究人员希望医生能利用这种补片来取代心脏病发作患者的心脏上失去收缩功能的瘢痕组织。

但是，心肌补片和完整心脏总是不同的。奥特团队还面临着另一个巨大的挑战，那就是让重新编程后的细胞形成三维立体结构，如冠状动脉。没有冠状动脉，新造出的心脏就没有供血渠道。这些结构需要由细胞自己建造完成，细胞既是"砖瓦"，又是"工人"，要参与建造的过程。令人发狂的是，建造的蓝图也存在于这些细胞内部，被编码在它们的遗传信息库里，但至今科学家仍无法获取这些信息。人们依然在想办法，让细胞"工人"听话地"开工"。

既然无法开启细胞的"工作开关"，奥特就只好另想办法。不能从零开始打造血管，他们就再用一次一开始处理心肌组织的老办法——拿"脚手架"来搭，这次用的是一段脱细胞的血管。和心肌一样，给心脏供血的冠状动脉在细胞结构都被清除之后，也只留下了由结缔组织构成的框架。

"我们冲那些细胞喊：'你是个不成熟的血管细胞，你看，这儿有一根管道，你能去管道上排个队吗？'就这样，它们就去排队了。"奥特说道，"这就是我们做出来的'脚手架'真正特殊的地方，除了脱细胞后的器官以外，我们还有完好的血管系统。"

时至今日，打造三维组织并用来替换对应的受损人体组织依然困难重重，但使用既有的"脚手架"，连过去功能正常的血管的结缔组织"骨架"都用上，并不是达成这一目标的唯一办法。

伍斯特理工学院的生物医学工程师格伦·高德特也专注于心

脏再生医学领域的研究，但他使用的"脚手架"和奥特使用的完全不同，是他手底下的一名研究生吃完午饭后从食堂带回来的一种神奇的东西。

我在实验室里采访了高德特，他给我讲了这个故事。

高德特首先讲到每一个修复受损心脏（或者任何其他器官）的工作者都明白血管的重要性，许多血管的直径只有几微米。

"如果得不到足够的血供，心肌就会坏死。"高德特对我说道。

这一点奥特之前也跟我讲到过，是心脏再生研究者特别关注的一个方面，看来也是高德特遇到的难点。虽然高德特的团队能让细胞在脱细胞心脏周围的血管"脚手架"上生长，但无法培育出具有完整结构和功能的"心脏—血管"复合体。

"所以，我们想出了这种办法。"高德特边说，边给我看了一个小小的、绿色的东西。

我小心地把玩着这件东西，看着它上面的脉络，只觉得这东西像极了一片菠菜叶，感觉就是他去了趟菜市场买回来的。结果高德特肯定了我的猜测：这就是菠菜叶，正是他从菜市场买回来的。

"菠菜叶的叶脉传送水分，"他说，"而我们的血管传送血液。从工程学角度看，两者传送的都是液体。所以，当时我的研究生乔希·格什拉克就说：'如果我们把菠菜叶的细胞处理掉，能不能只留下叶脉呢？'于是我们就此开启了整个实验。"

高德特和格什拉克（现在已经是实验室博士后了）把菠菜

叶浸泡在化学药品中，去除了全部的细胞，只留下细胞外的"脚手架"，这和奥特对动物心脏做的操作如出一辙。他们得到的结果也类似，脉管系统能够维持器官原有的结构，还能让器官的接受者免受排斥反应折磨。

高德特带我在实验室里转了转，在此期间我观摩了标本的准备过程。他先把菠菜叶逐一悬挂在小瓶子里，然后在其上方4英尺（约1.2米）处放置特殊的清洗剂，并让清洗剂随重力向下分别滴入多根细橡胶管，最后将每根橡胶管连上一根大口径输液针，再将针头插入叶柄。

这套重力给药系统能保证清洗剂持续地流入叶片。当清洗剂遇到细胞时，就会在细胞表面留下小孔，让其内部的物质流出。等清洗剂从叶尖流出时，它也就带走了叶片的细胞内容物。这样灌注5天之后，剩下的就只有一具通体透明、结构完美的叶片"骨架"了，其中一个细胞都没有。叶片"骨架"的构成成分是一种坚固的结构多糖：纤维素。

如果你觉得纤维素耳熟，那多半是因为它也是植物细胞壁的主要成分，还是你饮食当中的膳食纤维，能直接通过你的小肠。你消化不了纤维素，但它们能给你清肠。其实所有脊椎动物都无法靠自身消化纤维素，但有些脊椎动物体内有共生的细菌来帮忙。大量微生物广泛地存在于这些动物的消化器官内，比如马的盲肠、牛的瘤胃，这种共生关系一方面让细菌有了温暖、舒适的生存环境，另一方面让动物获得了能够分解纤维素的纤维素酶。

共生菌会将纤维素酶释放到食草动物的消化道内，纤维素酶遇上富含纤维素的食物，就能将其中的多糖分解为更易消化的物质，比如单糖。这种适应性进化让食草动物得以从过去消化不了的食物（比如草）中获取能量和营养物质。而无脊椎动物呢，虽然其中有些动物臭名昭著，整天啃食植物和木材，但其实大多数靠自己也都对付不了纤维素。就比如某些白蚁，也要靠体内共生的细菌才能消化木头。要是白蚁宝宝没能在肠道内培养出这些挥舞着鞭毛的共生菌，它们就得饿死，所以它们靠吃两口父母或"室友"的粪便来获取菌种。但也有些白蚁没有这种困扰，能合成自己的纤维素酶，无须伺候肚子里的约500亿位"客人"。[3]

对格伦·高德特来说，重点在于纤维素不仅结构坚固，生物惰性也很强，也就是说，它在人体内几乎不会激发免疫应答。因此，纤维素是一种近乎完美的生物相容性材料，美国也已经批准在某些医疗器械中使用纤维素成分，比如含有纤维素原纤维的床单，由细菌制造并用于外伤患者，或者用于输送药物的可植入式胶囊。

把纤维素当成关键结构，想从零开始培育心脏的人也不止高德特一个。以色列特拉维夫大学的科研人员没有使用菠菜，而是直接用上了3D生物打印技术。虽然研究还比较初步，但他们想把从患者体内采取的活体组织当成"墨"，用来打印器官。2019年4月，塔尔·德维尔及其团队在众多媒体的见证下，大张旗鼓地宣布他们已经打印出了一颗小小的心脏（相当于兔子心脏的大小）。以色列科学家面对的难题也有很多。他们打印出的结构里的细胞虽然可以收缩，但整颗心脏依然不能搏动。除此以外，德维尔的团队还要解决如何在心脏上打印细小血管的问题。[4]

虽然前路依然漫长，而且阻碍重重，但"纤维素心脏"的前景是很光明的。高德特在实验室中已经成功让人类心肌细胞在菠菜"脚手架"上生长，现在正想办法在纤维素的工作完成后将其溶解掉。他希望有朝一日，基于纤维素"脚手架"建造而成的血管经过处理，能够完全替代全部由人类细胞构成的血管。

虽然现阶段我们无法预言这类研究的实际应用情况，但高德特等一众科学家能够在植物界找到如此新颖、如此奇特的方法来造福人类，真的是太有趣了。

鉴于心脏再生或肾脏、肺等器官的再生如此艰难，我很想问这么极端的操作有什么必要性？为什么我们不能转而开发更高超的器官修复技术，或者着眼于疾病预防呢？

要回答这个问题，我们要看到在美国，医生每年要进行约4万例器官移植手术（其中约10%是心脏移植）。截至2020年9月，在美国器官移植等候名单上有差不多10.9万人。[5]你跟这些人谈疾病预防早已没用，而且他们之中绝大部分人的器官都已损伤太重，修复也不是长久之计。据估计，每一天都会有20个人死在漫长的等待当中。

哈拉德·奥特是这么解释这个问题的："假如你汽车的冷却器坏了，再去修它就没有用了，我们只会拿一个新的换上。"

了解这一点之后，我们就能理解再生医学的终极目标了，那就是找到心脏（以及肾脏、肝脏、肺、小肠）的替代品，让病人无须再把命运交给看不到头的等候名单，也无须再在接受移植后终身服用免疫抑制药物。也有科学家想在动物界寻找器官的替代品，比如让基因编辑猪提供堪比人类器官的器官，同时避免排斥反应。

我让奥特估计一下器官再生治疗的前景在何方，他说："这么说吧，20年过去之后，假如这些研究都取得了很好的成果。现在有个人得了心脏病，他会怎么样呢？"

"他会走进一家医院，医生取一点儿他的皮肤样本，就能培养出一颗他的心脏。"奥特继续说道，"一旦患者的心脏情况到达一个临界点，功能不再健全，我们就给它换掉。"

"其他器官也一样？"

"其他器官也一样。"他重复道，"这就是我期待的结果。"

致谢

　　我要感谢我的经纪人吉莲·麦肯齐，感谢她的努力工作，感谢她提出建议，不屈不挠，而且对我有耐心。也要感谢麦肯齐–沃尔夫文学经纪公司的柯尔丝滕·沃尔夫和勒妮·贾维斯，尤其感谢他们在困难时期帮助了我。

　　衷心感谢埃米·加什和阿比·马勒，我在阿尔贡金出版社（Algonquin Books）的天才编辑。感谢伊丽莎白·约翰逊出色的编辑工作。我也要感谢阿曼达·迪辛格、布伦森·胡尔和阿尔贡金出版社的印制、营销团队，和你们共事是我的荣幸！

　　我很幸运地采访到了众多专家，也得到了多位专家的协助，他们慷慨地奉献了宝贵的时间。我要特别感谢肯·安吉尔奇克、玛丽亚·布朗、马克·恩斯特龙、克里斯·沙博、乔恩·科斯坦佐、帕特里夏·多恩、米兰达·邓巴、格伦·高德特、乔希·格什拉克、平川浩文、莱斯莉·莱因万德、伯顿·利姆、帕特里克·麦克布赖德、杰奎琳·米勒、克里斯廷·奥布莱恩、哈拉德·奥特、迪安·里德、马克·西多尔、约翰·塔纳克里迪和温·沃森。

　　我也非常感激我在蝙蝠研究圈子里的朋友，以及美国自然历史博物馆的好朋友和同事们。他们是：里基·亚当斯、弗兰克·伯纳科索、贝齐·杜蒙、尼尔·邓肯、朱莉·福雷-拉克鲁瓦、玛丽·奈特、盖瑞·克维钦斯基、罗斯·麦克菲、利亚姆·马圭尔、沙罗克·米斯特里、马克·诺雷尔、麦克·诺瓦切克、玛丽亚·萨戈特、南希·西蒙斯（能了解皇后乐队可真好啊）、伊恩·塔特索尔、伊丽莎白·泰勒和罗布·沃斯。

　　我有幸蒙多名优秀导师指导，其中最重要的就是约翰·赫曼森（康奈尔大学动物学与野生动物保护专业）。约翰教会我的最有价值的东西就是像科学家一样思考，以及自己探究问题的价值。

　　我还要特别感谢莱斯利·内斯比特·斯特劳——我的好朋友、合作者、知己，我们一起搞"阴谋"。

　　和过去一样，我的好朋友达林·伦德和帕特里夏·温帮助我把这本书从一个模糊的创意变成了成书。非常感谢帕特里夏创作的精美插图（更别提她提出的一针见血的建议了）。我已经迫不及待要和她一起写下一本书了。

　　很荣幸能和TED-Ed的团队一起制作本书的相关视频《输血的原理是什么？》，特别感谢伊丽莎白·考克斯、洛根·斯莫利、塔利亚·索利曼、杰尔塔·杰罗。

　　还要特别感谢我在长岛大学南安普顿校区作家大会的老师、读者和支持者，尤其是鲍勃·里夫斯、巴拉蒂·慕克吉（愿她安息）和克拉克·布莱兹。

我还要感谢长岛大学南安普顿校区和波斯特分校的格雷格·阿诺德、玛格丽特·布尔斯坦、纳特·鲍迪奇、泰德·布鲁梅尔、基姆·克莱因、吉娜·法穆拉尔、阿特·戈德堡（愿他安息）、阿兰·赫克特、肯特·哈奇、玛丽·拉伊（愿她安息）、卡琳·梅尔科尼安、凯西·门多拉、格莉尼丝·佩雷拉、霍华德·雷斯曼、贝特·龙多、珍·斯内克赛和史蒂夫·泰特尔巴赫。感谢我在波斯特分校的助教，特别是布沙拉·爱资哈尔、埃尔西·贾斯明、凯利·霍罗尼亚、纳尔逊·里卡尔西和尤里·米兰达。

衷心感谢我最好的朋友鲍勃·阿达莫（愿他安息）以及他的家人，还有珍妮·巴斯、约翰·博德纳尔、克里斯·蔡平、基蒂·沙德、克里斯李·阿什利·科洛姆、艾丽丝·库珀、阿扎·德曼、苏珊娜·费纳摩尔·鲁肯巴赫（她预言了一切）、约翰·格鲁斯曼、托米·基恩（愿他安息）、凯茜·肯尼迪和布赖恩·肯尼迪夫妇、克里斯琴·伦农和埃兰·妮古拉·伦农夫妇、鲍勃·罗琴、传奇文学经纪人伊莱恩·马克逊（愿她安息）、马塞奥·米切尔、卡丽·麦克纳、瓦尔·蒙托亚、佩德森家族及其子孙、阿什利、凯利、凯尔·佩莱格里诺、唐·彼得森、皮拉特·迈克·惠特尼（伊格的凯尔特酒廊）、杰瑞·罗托洛（我的好朋友、我最喜欢的摄影师）、劳拉·施莱克、埃德温·斯派卡（我在杰纳西奥的纽约州立大学的导师）、卡罗尔·斯坦伯格（在写作变得艰难时，她来了）、林恩·斯威舍、弗兰克·特雷扎、凯瑟琳·特曼（《与艾丽丝·库珀一起过夜》节目制作人）和明迪·魏斯贝格尔。

最后，我还要向我的家人致以无限的感激和爱，感谢他们的包容、爱、鼓励和源源不断的支持，尤其是我的妻子珍妮特·舒特，还有我的儿子比利·舒特，以及我的堂兄弟、侄子、侄女、外祖父母（安杰洛·迪多纳托和米利耶·迪多纳托）、姨妈和舅舅（我的小爱姨妈和好几个罗丝姨妈），当然还有我的父母比尔·舒特和玛丽·舒特。

从小时候起，鳄冰鱼和潜伏在雪中的管鼻蝠就深深地吸引着我，至今也是一样。不过在20世纪60年代的时候，我基本上只能在《雅克·库斯托的水下世界》和《野生动物王国》这样的电视节目上看到这些动物。（"吉姆，这些鳄冰鱼的大心脏有助于它们在恶劣环境中生存，你还可以用奥马哈互助保险公司的保险来给自己家人的生存提供保障。"）

即便这些电视节目在我家人（比如我父母和其他一脸迷惑的亲戚）看来没什么意思，我也敢说，当他们看到我小时候听说世界上有巨型乌贼的反应时，大概也能猜出我长大以后可能会爬进腐烂的蓝鲸尸体，或者跑去北极观察鳄冰鱼，或者花上20年时间去追寻、探索吸血蝙蝠的秘密吧。

我的父母，还有他们那一代人——风趣、忠诚的第一代意大利移民如今大都去世了，但我很欣慰。我常常在石头下搜集各式各样的生物，不论我的行为在别人眼里有多诡异，他们都了解我。

他们一定了解我。

题词页

1. "Heart" 的定义 1 "Heart," Science Flashcards, Quizlet, https://quizlet.com/213580838/science-flash-cards/.

2. "Heart" 的定义 2–7 "Heart," Cambridge Dictionary, https://dictionary.cambridge.org/us/dictionary/english/heart.

前言 小城镇，大心脏

1. T. A. Branch et al., Historical Catch Series for Antarctic and Pygmy Blue Whales, Report (SC/60/SH9) to the International Whaling Commission (2008).

第 1 章 鲸：大家伙的小心脏

1. J. R. Miller et al., "The Challenges of Plastinating a Blue Whale (Balaenoptera musculus) Heart," Journal of Plastination 29, no. 2 (2017): 22–29.

2. Knut Schmidt-Nielsen, Animal Physiology (Cambridge: Cambridge University Press, 1983), 207.

3. Knut Schmidt-Nielsen, Scaling: Why Is Animal Size So Important?. (Cambridge: Cambridge University Press, 1984), 139.

4. J. A. Goldbogen et al., "Extreme Bradycardia and Tachycardia in the World's Largest Animal," Proceedings of the National Academy of Sciences 116, no. 50 (December 2019): 25329-32.

第 2 章　从微生物到脊椎动物：循环系统进化史

1. R. Monahan-Earley, A. M. Dvorak, and W. C. Aird. "Evolutionary Origins of the Blood Vascular System and Endothelium," Journal of Thrombosis and Haemostasis (June 2013): 46–66.

2. Xiaoya Ma et al., "An Exceptionally Preserved Arthropod Cardiovascular System from the Early Cambrian," Nature Communications 5, no. 3560 (2014).

第 3 章　鲎：蓝色血液与夺命美食

1. Gary Kreamer and Stewart Michels, "History of Horseshoe Crab Harvest on Delaware Bay," in Biology and Conservation of Horseshoe Crabs, eds. John T. Tanacredi, Mark L. Botton, and David Smith (New York: Springer, 2009), 299–302.

2. Kreamer and Michels, "Horseshoe Crab," 307–309.

3. Mark L. Botton et al., "Emerging Issues in Horseshoe Crab Conservation: A Perspective from the IUCN Species Specialist Group," in Changing Global Perspectives on Horseshoe Crab Biology, Conservation and Management, eds. Ruth Herrold Carmichael et al. (New York: Springer, 2015), 377–78.

4. Thomas Zimmer, "Effects of Tetrodotoxin on the Mammalian Cardiovascular System," Marine Drugs 8, no. 3 (2010): 741–62.

5. "Researchers Discover How Blood Vessels Protect the Brain during

Inflammation," Medical Xpress, February 21, 2019, https://medicalxpress.com/news/2019-02-blood-vessels-brain-inflammation.html.

6. Stephen S. Dominy et al., "Porphyromonas gingivalis in Alzheimer's Disease Brains: Evidence for Disease Causation and Treatment with Small-Molecule Inhibitors," Science Advances 5, no. 1 (January 23, 2019), https://advances.sciencemag.org/content/5/1/eaau3333.

7. Dominy et al., "Porphyromonas gingivalis."

8. Terence Hines, "Zombies and Tetrodotoxin," Skeptical Inquirer 32, no. 3 (May/June 2008).

9. D. M. Bramble and D. R. Carrier, "Running and Breathing in Mammals," Science 219, no. 4582 (January 21, 1983): 251–56.

10. F. B. Bang, "A Bacterial Disease of Limulus polyphemus," Bulletin of the Johns Hopkins Hospital 98, no. 5 (May 1956): 325–51.

11. S. P. Kapur and A. Sen Gupta, "The Role of Amoebocytes in the Regeneration of Shell in the Land Pulmonate, Euplecta indica (Pfieffer)," Biological Bulletin 139, no. 3 (1970): 502–09.

12. Jack Levin, Peter A. Tomasulo, and Ronald S. Oser, "Detection of Endotoxin in Human Blood and Demonstration of an Inhibitor," Journal of Laboratory and Clinical Medicine 75, no. 6 (June 1, 1970): 903.

13. "Horseshoe Crab," Atlantic States Marine Fisheries Commission. http://www.asmfc.org/species/horseshoe-crab.

14. Michael J. Millard et al., "Assessment and Management of North American Horseshoe Crab Populations, with Emphasis on a Multispecies Framework for Delaware Bay, U.S.A. Populations," in Changing Global Perspectives on Horseshoe Crab Biology, Conservation and Management, eds. Ruth Herrold Carmichael et al. (New York: Springer, 2015), 416.

15. "Horseshoe Crab," ASMFC.

16. A. D. Jose and D. Collison. "The Normal Range and Determinants

of the Intrinsic Heart Rate in Man," Cardiovascular Research 4, no. 2 (April 1970): 160–67.

17. Sarah Zhang, "The Last Days of the Blue-Blood Harvest," Atlantic, May 9, 2018, https://www.theatlantic.com/science/archive/2018/05/blood-in-the-water/559229/.

第 4 章 从昆虫到长颈鹿：平衡重力和氧气的艺术

1. Silke Hagner-Holler et al., "A Respiratory Hemocyanin from an Insect," Proceedings of the National Academy of Sciences 101, no. 3 (January 20, 2004): 871–74.

2. Hagner-Holler et al., "A Respiratory Hemocyanin."

3. Günther Pass et al., "Phylogenetic Relationships of the Orders of Hexapoda: Contributions from the Circulatory Organs for a Morphological Data Matrix," Arthropod Systematics and Phylogeny 64, no. 2 (2006): 165–203.

4. Reinhold Hustert et al., "A New Kind of Auxiliary Heart in Insects: Functional Morphology and Neuronal Control of the Accessory Pulsatile Organs of the Cricket Ovipositor," Frontiers in Zoology 11, no. 43 (2014).

5. SPRINT MIND Investigators for the SPRINT Research Group, "Effect of Intensive vs Standard Blood Pressure Control on Probable Dementia: A Randomized Clinical Trial," Journal of the American Medical Association 321, no. 6 (2019):553–61.

6. Karin K. Petersen et al., "Protection against High Intravascular Pressure in Giraffe Legs," American Journal of Physiology: Regulatory, Integrative and Comparative Physiology 305, no. 9 (November 1, 2013) R1021–30.

第 5 章 登上陆地：脊椎动物的双循环与四腔室心脏

1. "Sea Squirt Pacemaker Gives New Insight into Evolution of the

Human Heart," Healthcare-in-Europe.com, https://healthcare-in-europe.com/en/news/sea-squirt-pacemaker-gives-new-insight-into-evolution-of-the-human-heart.html.

第 6 章 在苦寒中蛰伏：心脏病、恒温与冬眠

1. "Cholesterol Levels Vary by Season, Get Worse in Colder Months," American College of Cardiology, March 27, 2014, https://www.acc.org/about-acc/press-releases/2014/03/27/13/50/joshi-seasonal-cholesterol-pr.

2. Salynn Boyles, "Heart Attacks in the Morning Are More Severe," WebMD, April 27, 1001, https://www.webmd.com/heart-disease/news/20110427/heart-attacks-in-the-morning-are-more-severe#1.

3. Srinivasan Damodaran, "Inhibition of Ice Crystal Growth in Ice Cream Mix by Gelatin Hydrolysate," Journal of Agricultural and Food Chemistry 55, no. 26 (November 29, 2007): 10918–23.

4. David Goodsell, "Molecule of the Month: Antifreeze Proteins," PBD-101, Protein Data Bank, December 2009, https://pdb101.rcsb.org/motm/120.

5. James M. Wiebler et al., "Urea Hydrolysis by Gut Bacteria in a Hibernating Frog: Evidence for Urea-Nitrogen Recycling in Amphibia," Proceedings of the Royal Society B: Biological Sciences 285, no. 1878 (May 16, 2018).

6. Jon P. Costanzo, Jason T. Irwin, and Richard E. Lee Jr., "Freezing Impairment of Male Reproductive Behaviors of the Freeze-Tolerant Wood Frog, Rana sylvatica," Physiological Zoology 70, no. 2 (March–April 1997): 158–66.

7. Hirofumi Hirakawa and Yu Nagasaka, "Evidence for Ussurian Tube-Nosed Bats (Murina ussuriensis) Hibernating in Snow," Scientific Reports 8, no. 12047 (2018).

8. Committee on Recently Extinct Organisms, American Museum for

Natural History, http://creo.amnh.org.

第 7 章　赠你一颗动物的心：唱给婴儿菲伊的赞歌

1. Stephanie's Heart: The Story of Baby Fae, LLUHealth, YouTube, 2009, https://www.youtube.com/watch?v=sQbJ0WP-wn4.

2. Sandra Blakeslee, "Baboon Heart Implant in Baby Fae in 1984 Assailed as 'Wishful Thinking,'" New York Times, December 20, 1985.

3. Robert Steinbrook, "Surgeon Tells of 'Catastrophic' Decision: Baby Fae's Death Traced to Blood Mismatch Error," Los Angeles Times, October 16, 1985.

4. Stephanie's Heart.

5. Kelly Servick, "Eyeing Organs for Human Transplants, Companies Unveil the Most Extensively Gene-Edited Pigs Yet," Science, December 19, 2019, https://www.sciencemag.org/news/2019/12/eyeing-organs-human-transplants-companies-unveil-most-extensively-gene-edited-pigs-yet.

第 8 章　心脏和灵魂：古代和中世纪对循环系统的认识

1. John F. Nunn, Ancient Egyptian Medicine (London: British Museum Press, 1996), 54.

2. R. K. French, "The Thorax in History 1: From Ancient Times to Aristotle," Thorax 33 (February 1978): 10–18.

3. French, "The Thorax," 11.

4. Bruno Halioua, Bernard Ziskind, and M. B. DeBevoise, Medicine in the Days of the Pharaohs (Cambridge, MA: Belknap Press, 2005), 100.

5. "Aortic Aneurysms: The Silent Killer," UNC Health Talk, February 20, 2014, https://healthtalk.unchealthcare.org/aneurysms-the-silent-killer/.

6. Nunn, Ancient Egyptian Medicine, 85.

7. Nunn, 55.

8. French, 14.

9. French, 16.

10. H. von Staden, "The Discovery of the Body: Human Dissection and Its Cultural Contexts in Ancient Greece," Yale Journal of Biology and Medicine 65 (1992): 223–41.

11. von Staden, 224.

12. "Lustration," Encyclopaedia Britannica, https://www.britannica.com/topic/lustration.

13. von Staden, 225–26.

14. von Staden, 227.

15. Nunn, 11.

16. Ferdinand Peter Moog and Axel Karenberg F. P. Moog and A. Karenberg, "Between Horror and Hope: Gladiator's Blood as a Cure for Epileptics in Ancient Medicine," Journal of the History of the Neurosciences 12, no. 2 (2003), 137–43.

17. Pierre de Brantóme, Lives of Fair and Gallant Ladies, trans. A. R. Allinson (Paris: Carrington, 1902).

18. David M. Morens, "Death of a President," New England Journal of Medicine 341, no. 24 (December 9, 1999): 1845–49.

19. Amelia Soth, "Why Did the Victorians Harbor Warm Feelings for Leeches?" JSTOR Daily, April 18, 2019, https://daily.jstor.org/why-did-the-victorians-harbor-warm-feelings-for-leeches/.

20. Sarvesh Kumar Singh and Kshipra Rajoria, "Medical Leech Therapy in Ayurveda and Biomedicine—A Review," Journal of Ayurveda and Integrative Medicine (January 29, 2019), https://doi.org/10.1016/j.jaim.2018.09.003.

21. John B. West, "Ibn al-Nafis, the Pulmonary Circulation, and the Islamic Golden Age," Journal of Applied Physiology 105, no. 6 (2008):

1877–80.

22. S. I. Haddad and A. A. Khairallah, "A Forgotten Chapter in the History of the Circulation of Blood," Annals of Surgery 104, no. 1 (July 1936): 5.

23. West, "Ibn al-Nafis."

24. West.

25. West.

26. "Michael Servetus," New World Encyclopedia, http://www. newworldencyclopedia.org/entry/Michael_Servetus.

27. M. Akmal, M. Zulkifle, and A. H. Ansari, "Ibn Nafis—a Forgotten Genius in the Discovery of Pulmonary Blood Circulation," Heart Views 11, no. 1 (March–May 2010): 26–30.

28. Arnold M. Katz, "Knowledge of Circulation Before William Harvey," Circulation XV (May 1957), https://www.ahajournals.org/doi/pdf/10.1161/01.CIR.15.5.726.

29. C. D. O'Malley, Andreas Vesalius of Brussels, 1514–1564 (Berkeley: University of California Press, 1964).

30. Michael J. North, "The Death of Andreas Vesalius," Circulating Now: From the Historical Collections of the National Library of Medicine, October 15, 2014, https://circulatingnow.nlm.nih.gov/2014/10/15/the-death-of-andreas-vesalius/.

31. G. Eknoyan and N. G. DeSanto, "Realdo Colombo (1516–1559): A Reappraisal," American Journal of Nephrology 17, no. 3–4 (December 31, 1996): 265.

第 9 章 输入体内的应该是什么？从早期输血、输奶到静脉注射

1. M. T. Walton, "The First Blood Transfusion: French or English?" Medical History 18, no. 4 (October 1974): 360–64.

2. S. C. Oré, "Études historiques et physiologiques sur la transfusion du sang," Paris, 1876; Villari, "La storia di Girolamo Savonarola, Firenze," 1859, 14; J. C. L. Simonde de Sismondi, "Histoire des républiques italiennes du moyen age," Paris, 1840, vol. VII, 289.

3. A. Matthew Gottlieb, "History of the First Blood Transfusion," Transfusion Medicine Reviews V, no. 3 (July 1991): 228–35.

4. G. A. Lindeboom, "The Story of a Blood Transfusion to a Pope," Journal of the History of Medicine and Allied Sciences 9, no. 4 (October 1954): 456.

5. Lindeboom.

6. Lindeboom, 457.

7. Frank B. Berry and H. Stoddert Parker, "Sir Christopher Wren: Compleat Philosopher," Journal of the American Medical Association 181, no. 9 (September 1, 1962).

8. Christopher Marlowe, Tamburlaine the Great, part 2, scene 2, lines 107–108, ed. J. S. Cunningham (Manchester: Manchester University Press, 1981).

9. Cyrus C. Sturgis, "The History of Blood Transfusion," Bulletin of the Medical Library Association 30, no. 2 (January 1942):107.

10. Berry and Stoddert Parker, "Christopher Wren," 119.

11. Kat Eschner, "350 Years Ago, a Doctor Performed the First Human Blood Transfusion. A Sheep Was Involved," Smithsonian, June 15, 2017, https://www.smithsonianmag.com/smart-news/350-years-ago-doctor-performed-first-human-blood-transfusion-sheep-was-involved-180963631/.

12. Samuel Pepys, The Diary of Samuel Pepys, November 21, 1667, https://www.pepysdiary.com/diary/1667/11/21/.

13. Samuel Pepys, The Diary of Samuel Pepys, November 30, 1667, https://www.pepysdiary.com/diary/1667/11/30/.

14. Edmund King, "An Account of the Experiment of Transfusion, Practiced upon a Man in London," Proceedings of the Royal Society of London (December 9, 1667). https://publicdomainreview.org/collection/ arthur-coga-s-blood-transfusion-1667.

15. H. A. Oberman, "Early History of Blood Substitutes: Transfusion of Milk," Transfusion 9, no. 2 (March–April 1969): 74–77.

16. Austin Meldon, "Intravenous Injection of Milk," British Medical Journal 1 (February 12, 1881): 228.

17. Meldon.

18. Meldon.

19. Meldon.

20. Rebecca Kreston, "The Origins of Intravenous Fluids," Discover, May 31, 2016, http://blogs.discovermagazine.com/bodyhorrors/2016/05/31/ intravenous-fluids.

21. Kreston.

第 10 章 达尔文之痛："接吻虫"的叮咬和心绞痛

1. Herbert Spencer, The Principles of Biology (London: Williams and Norgate, 1864), vol 1., 444.

2. Charles Darwin, "Second Note [July 1838]," "Darwin on Marriage," Darwin Correspondence Project, University of Cambridge (July 1838), https://www.darwinproject.ac.uk.

3. Charles Darwin, The Autobiography of Charles Darwin, 1809–1882, ed. Nora Barlow (London: Collins, 1958), 115.

4. James Clark, The Sanative Influence of Climate, 4th edition (London: John Murray, 1846), 2–4.

5. Ralph Colp Jr., Darwin's Illness (Gainesville: University Press of Florida, 2008), 45.

6. Darwin, "To Susan Darwin [19 March 1849]," Darwin Correspondence Project.

7. Darwin, "To Henry Bence Jones, 3 January [1866]," Darwin Correspondence Project.

8. Darwin, "From T. H. Huxley, 23 November 1859" and "To T. H. Huxley, 16 December [1859]," Darwin Correspondence Project.

9. A. S. MacNalty, "The Ill Health of Charles Darwin," Nursing Mirror, ii.

10. Charles Darwin, More Letters of Charles Darwin, vol. 2, eds. Francis Darwin and A. C. Seward, https://www.gutenberg.org/files/2740/2740-h/2740-h.htm.

11. William Murrell, "Nitro-Glycerine as a Remedy for Angina Pectoris," Lancet 113, no. 2890 (January 18, 1879): 80-81.

12. Nils Ringertz, "Alfred Nobel's Health and His Interest in Medicine," Nobel Media AB, December 6, 2020, https://www.nobelprize.org/alfred-nobel/alfred-nobels-health-and-his-interest-in-medicine/.

13. Neha Narang and Jyoti Sharma, "Sublingual Mucosa as a Route for Systemic Drug Delivery," Supplement, International Journal of Pharmacy and Pharmaceutical Sciences 3, no. S2 (2011): 18–22.

14. Janet Browne, Charles Darwin: The Power of Place (New York: Knopf, 2002), 495.

15. F. S. Machado et al., "Chagas Heart Disease: Report on Recent Developments," Cardiology in Review 20, no. 2 (March–April 2012): 53–65.

16. World Malaria Report 2019, World Health Organization, https://apps.who.int/iris/handle/10665/330011.

17. "Triatominae," Le Parisien, http://dictionnaire.sensagent.leparisien.fr/Triatominae/en-en/.

18. Julie Clayton, "Chagas Disease 101," Nature 465, S4–5 (June 2010).

19. "Chagas Disease 101"; E. M. Jones et al., "Amplification of a

Trypanosoma cruzi DNA Sequence from Inflammatory Lesions in Human Chagasic Cardiomyopathy," American Journal of Tropical Medicine and Hygiene 48 (1993): 348–57.

20. Saul Adler, "Darwin's Illness," Nature 184 (1959): 1103.

21. Charles Darwin, "Chili–Mendoza March 1835," Charles Darwin's Beagle Diary, ed. Richard Darwin Keynes (Cambridge: Cambridge University Press, 2001), 315, extracted from Darwin Online, http://darwin-online.org.uk/.

22. Colp, Darwin's Illness, 143.

23. Ralph Colp Jr., To Be an Invalid: The Illness of Charles Darwin (Chicago: University of Chicago Press, 1977).

24. Colp.

25. Darwin, Autobiography, 79.

26. Darwin, Beagle Diary, Darwin Online, 315.

27. "Historical Medical Conference Finds Darwin Suffered from Various Gastrointestinal Illnesses," University of Maryland School of Medicine, May 6, 2011, https://www.prnewswire.com/news-releases/historical-medical-conference-finds-darwin-suffered-from-various-gastrointestinal-illnesses-121366344.html.

28. "A 9,000-Year Record of Chagas' Disease," Arthur C. Aufderheide et al., Proceedings of the National Academy of Sciences 101, no. 7 (February 17, 2004), 2034–39.

29. "Historical Medical Conference."

30. Jasmine Garsd, "Kissing Bug Disease: Latin America's Silent Killer Makes U.S. Headlines," National Public Radio, December 8, 2015, https://www.npr.org/sections/goatsandsoda/2015/12/08/458781450/.

31. Garsd, "Kissing Bug."

32. R. Viotti et al., "Towards a Paradigm Shift in the Treatment of

Chronic Chagas Disease," Antimicrobial Agents and Chemotherapy 58, no. 2 (2014): 635–39.

33. Alyssa C. Meyers, Marvin Meinders, and Sarah A. Hamer, "Widespread Trypanosoma cruzi Infection in Government Working Dogs along the Texas-Mexico Border: Discordant Serology, Parasite Genotyping and Associated Vectors," PLOS Neglected Tropical Diseases 11, no. 8 (August 7, 2017).

第 11 章　倾听心声：从小木棍到听诊器

1. Ariel Roguin, "Rene Theophile Hyacinthe Laënnec (1781–1826): The Man behind the Stethoscope," Clinical Medicine & Research 4, no. 3 (September 2006): 230–35.

2. L. J. Moorman, "Tuberculosis and Genius: Ralph Waldo Emerson," Bulletin of the History of Medicine 18, no. 4 (1945): 361–70.

3. William Shenstone, The Poetical Works of William Shenstone (New York: D. Appleton, 1854), xviii.

4. Emily Mullin, "How Tuberculosis Shaped Victorian Fashion," Smithsonian, May 10, 2016, https://www.smithsonianmag.com/science-nature/how-tuberculosis-shaped-victorian-fashion.

5. Alexander Liu et al., "Tuberculous Endocarditis," International Journal of Cardiology 167, no. 3 (August 10, 2013): 640–45.

6. Roguin.

7. Roguin, trans. John Forbes.

8. Kirstie Blair, Victorian Poetry and the Culture of the Heart (Oxford: Oxford University Press, 2006), 23–24.

9. M. Jiwa et al., "Impact of the Presence of Medical Equipment in Images on Viewers' Perceptions of the Trustworthiness of an Individual On-Screen," Journal of Medical Internet Research 14, no. 4 (2012), e100.

第 12 章　心脏手术：大自然设定的天花板

1. R. S. Litwak, "The Growth of Cardiac Surgery: Historical Notes," Cardiovascular Clinics 3 (1971): 5–50.

2. H. W. Heiss, "Werner Forssmann: A German Problem with the Nobel Prize," Clinical Cardiology 15 (1992): 547–49.

3. Heiss, "Werner Forssmann."

4. "Shoe-Fitting Fluoroscope (ca. 1930–1940)," Oak Ridge Associated Universities, 1999, https://www.orau.org/ptp/collection/shoefittingfluor /shoe. htm.

5. Werner Forssmann, Experiments on Myself: Memoirs of a Surgeon in Germany, trans. H. Davies (New York; St. Martin's Press, 1974): 84.

6. Ahmadreza Afshar, David P. Steensma, and Robert A. Kyle, "Werner Forssmann: A Pioneer of Interventional Cardiology and Auto-Experimentation," Mayo Clinic Proceedings 93, no. 9 (September 1, 2018): E97–98.

7. K. Agrawal, "The First Catheterization," Hospitalist 2006, no. 12 (December 2006).

8. Forssmann, Experiments on Myself, xi.

9. Lisa-Marie Packy, Matthis Krischel, and Dominik Gross, "Werner Forssmann—A Nobel Prize Winner and His Political Attitude Before and After 1945," Urologia Internationalis 96, no. 4 (2016): 379–85.

10. Afshar, Steensma, and Kyle, "Werner Forssmann."

11. Packy, Krischel, and Gross, "Werner Forssmann," 383.

第 13 章　灵魂究竟居于何处？心本位与脑本位

1. Jessica Yi Han Aw, Vasoontara Sbirakos Yiengprugsawan, and Cathy Honge Gong, "Utilization of Traditional Chinese Medicine Practitioners in

Later Life in Mainland China," Geriatrics (Basel) 4, no. 3 (September 2019): 49.

2. Gert-Jan Lokhorst, "Descartes and the Pineal Gland," Stanford Encyclopedia of Philosophy, 2013, https://plato.stanford.edu/entries/pineal-gland/.

3. Lokhorst.

4. Fay Bound Alberti, Matters of the Heart: History, Medicine and Emotion (Oxford: Oxford University Press, 2010), 2.

5. John C. Hellson, "Ethnobotany of the Blackfoot Indians, Ottawa," National Museums of Canada, Mercury Series, 60, Native American Ethnobotany DB, http://naeb.brit.org/uses/31593/.

6. Jennifer Worden, "Circulatory Problems," Homeopathy UK, https://www.britishhomeopathic.org/charity/how-we-can-help/articles/conditions/c/spotlight-on-circulation/.

第 14 章　心碎了，怎么办?

1. Takeo Sato et al., "Takotsubo (Ampulla-Shaped) Cardiomyopathy Associated with Microscopic Polyangiitis," Internal Medicine 44, no. 3 (2005): 251–55.

2. Alexander R. Lyon et al., "Current State of Knowledge on Takotsubo Syndrome: A Position Statement from the Taskforce on Takotsubo Syndrome of the Heart Failure Association of the European Society of Cardiology," European Journal of Heart Failure 18, no. 1 (January 2016): 8-27.

3. R. P. Sloan, E. Bagiella, and T. Powell, "Religion, Spirituality, and Medicine," Lancet 353, no. 9153 (February 20, 1999).

4. "What Is Mindfulness?" Greater Good Magazine, https://greatergood.berkeley.edu/topic/mindfulness/definition.

5. Quinn R. Pack et al., "Participation in Cardiac Rehabilitation and Survival After Coronary Artery Bypass Graft Surgery: A Community-Based

Study," Circulation 128, no. 6 (August 6, 2013): 590–97.

6. Shannon M. Dunlay et al., "Participation in Cardiac Rehabilitation, Readmissions, and Death after Acute Myocardial Infarction," American Journal of Medicine 127, no 6 (June 2014): 538–46.

7. Shannon M. Dunlay et al., "Barriers to Participation in Cardiac Rehabilitation," American Heart Journal 158, no. 5 (November 2009): 852–59.

8. "Keeping Proportions in Proportion," November 2007, Harvard Health Publishing, Harvard Medical School, https://www.health.harvard.edu/ newsletter_article/Keeping_portions_in_proportion.

9. Hannah Ritchie and Max Roser, "Meat and Dairy Production," November 2019, Our World in Data, https://ourworldindata.org/meat-production.

10. A. Strom and R. A. Jensen, "Mortality from Circulatory Diseases in Norway 1940–1945," Lancet 1, no. 6647 (January 20, 1951): 126–29.

第 15 章　修复一颗心：从蛇身上学到的智慧

1. Jason A. Cook et al., "The Total Artificial Heart," Journal of Thoracic Disease 7, no. 12 (December 2015): 2172–80.

2. Ibadete Bytyçi and Gani Bajraktari, "Mortality in Heart Failure Patients," Anatolian Journal of Cardiology 15, no. 1 (January 2015): 63–68.

3. "Why Use the Zebrafish in Research?" YourGenome, 2014, https:// www.yourgenome.org/facts/why-use-the-zebrafish-in-research.

4. David I. Bassett and Peter D. Curry, "The Zebrafish as a Model for Muscular Dystrophy and Congenital Myopathy," Supplement, Human Molecular Genetics 12, no. S2 (October 15, 2003): R265–70.

5. Federico Tessadori et al., "Effective CRISPR/Cas9-Based Nucleotide Editing in Zebrafish to Model Human Genetic Cardiovascular Disorders,"

Disease Models & Mechanisms 11 (2018), https://dmm.biologists.org/content/11/10/dmm035469#abstract-1.

6. Kenneth D. Poss, Lindsay G. Wilson, and Mark T. Keating, "Heart Regeneration in Zebrafish," Science 298, no. 5601 (December 13, 2002): 2188–90.

7. Angel Raya et al., "Activation of Notch Signaling Pathway Precedes Heart Regeneration in Zebrafish, Supplement," Proceedings of the National Academy of Sciences 100, no. S1 (2003): 11889–95.

8. Fernandez, Bakovic, and Karra, "Zebrafish," 2018.

9. Juan Manuel González-Rosa, Caroline E. Burns, and C. Geoffrey Burns, "Zebrafish Heart Regeneration: 15 Years of Discoveries," Regeneration (Oxford) 4, no. 3 (June 2017): 105–23.

10. Panagiota Giardoglou and Dimitris Beis, "On Zebrafish Disease Models and Matters of the Heart," Biomedicines 7, no. 1 (February 28, 2019): 15.

11. Tanner O. Monroe et al., "YAP Partially Reprograms Chromatin Accessibility to Directly Induce Adult Cardiogenesis In vivo," Developmental Cell 48, no. 6 (March 25, 2019): 765–79.

12. Johnnie B. Andersen et al., "Postprandial Cardiac Hypertrophy in Pythons," Nature 434 (March 3, 2005): 37.

13. Michael E. Dorcas et al., "Severe Mammal Declines Coincide with Proliferation of Invasive Burmese Pythons in Everglades National Park," Proceedings of the National Academy of Sciences 109, no. 7 (February 14, 2012): 2418–22.

第16章　培育一颗心：干细胞、菠菜叶与3D打印

1. Bill Maher, Real Time with Bill Maher, September 28, 2007, https://www.youtube.com/watch?v=rHXXTCc-IVg.

2. Leslie Mertz, "Heart to Heart," IEEE Engineering in Medicine & Biology Society (September/October 2019).

3. Gaku Tokuda and Hirofumi Watanabe, "Hidden Cellulases in Termites: Revision of an Old Hypothesis," Biology Letters 3, no. 3 (March 20, 2007): 336–39.

4. Nadav Noor et al., "Tissue Engineering: 3D Printing of Personalized Thick and Perfusable Cardiac Patches and Hearts," Advanced Science 6, no. 11 (June 2019).

5. Health Resources and Services Administration, "Organ Donation Statistics," https://www.organdonor.gov/.statistics-stories/statistics.html.